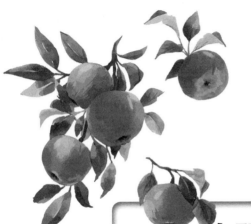

The ESSENCE of Autism
and Other Neurodevelopmental
Conditions
Rethinking Co-morbidities,
Assessment, and Intervention

# 自閉症と
# その他の神経発達症の
# ESSENCE
エッセンス

併存症、評価、および介入について再考する

クリストファー・ギルバーグ

田中康雄, 畠中雄平, 北添紀子 監修

石川ミカ 訳

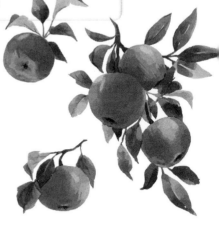

明石書店

本書（日本語版）では、資料として掲載した診断基準は、『DSM-5 精神疾患の診断・統計
マニュアル』（日本精神神経学会日本語版用語監修、髙橋 三郎 / 大野 裕監訳、医学書院、
2014年）からの引用を基本とした。

# 目　次

# ESSENCE（エッセンス）って何？

　知的発達症（ID）に、長期にわたる重大な適応の問題を引き起こす傾向が
あることは、長く知られています。そして近年では、自閉症（または自閉ス
ペクトラム症〔ASD〕）も、成人期まで深刻な機能障害が続くと、一般にみな
されるようになっています。しかし、早い段階で認められる集中の困難さ、
計画立案にかかわる問題、注意力の欠如、衝動性や落ち着きのなさ（今日で
は、ときとして注意欠如・多動症〔ADHD〕と診断されます）のために、早けれ
ば十代から、社会からのけ者にされたり、さらなる精神面の問題を経験した
りする可能性があるということを認識している人は、圧倒的に少ないと言え
ます。実際に、言語の障害、発達性協調運動症（DCD）、感覚障害、"軽度な
学習障害"（このご時世にこれを軽視してはなりません）、素行症、さまざまな
チック関連症状と、早期に見られる気分変動（ときに双極性障害／躁うつ病の
前兆となる場合があります）などの、早い段階で見られる子どもの発達障害の
多くは、メンタルヘルスの著しい悪化や落第、社会的疎外、および成人期に
おける深刻な犯罪行為の危険を大いに高めるものです（Gillberg 1995）。
　これらの異常（問題）は、実際は常に２つ、あるいはそれ以上が同時に起
こっています。今日、多くの国では、こうした異常があれば、看護師、小児
科医、心理士および言語療法士らに早いうちに相談するようになっています
（Gillberg 2010; Hatakenaka *et al.* 2017）。通常では、一連のすべての問題のうち、
ある１つの特定の局面（例えば、言葉の遅れ）にのみあらゆる注意が向けら

れて、そうしているうちに全体像が見失われて、予後が悪くなってしまいます。一人ひとりに合わせた支援と最適な治療を提供するためには、子どもにある困難さと強みを包括して、最初からこれに注目しなければなりません。

## ESSENCEという用語

おもに神経精神医学と神経発達の分野で通常使われる包括的な用語が抱える問題は、例えばADHDや自閉症などは主診断名であり、併存することは通例ではないと考えられている点にあります。さらに、ある特定の精神障害を神経精神障害とすることも非論理的です。すべての精神障害は脳に由来していて、それゆえ"神経的"と考えるべきだからです。また、"神経発達上の問題"という用語も、問題が"発達"途上でのみ存在するということを示しているので、誤解を招きます。一方、ESSENCE（Early Symptomatic Syndromes Eliciting Neurodevelopmental Clinical Examinations〔神経発達的診察が必要になる早期徴候症候群〕）は、併存症が常に存在するとし、小児期初期においては、ある診断カテゴリーの症状が別の診断カテゴリーの症状と一致している可能性が大いにあり、（実際の診断名が必要な、現実問題として取り組む必要があるとはいえ）どちらの診断名をつけるべきかを永久的に決定することは必ずしも可能ではなく、発達途上のさまざまな時期に、（ADHDや自閉症の）いずれかが、より顕著に認められる場合がある、と考えています（Gillberg 2010, 2014）。例えば、ある子どもが3歳時では主として自閉症と思われていたのが、（自閉症の症状は残ってはいるものの、ADHDの診断の根拠となる症状ほどの支障はもはや認められないため）最終的に10歳時にはADHDの診断基準の方にはるかに当てはまっているのは、決して珍しいことではありません。

"ESSENCE"という用語はまた、神経精神医学あるいは神経発達のいずれにも"加担"しないで、早期に発症する徴候症状と臨床的な診察とのつながりに、単純に光を当てているにすぎないという意味で、中立的であります。

ESSENCEを臨床に適用するということは、例えば、複数の自閉症症状を

持つすべての子どもと、明白なADHD症状を伴うすべての子どもに対しても、ESSENCEの他の問題も考慮に入れた診察が行われなければならないということを意味します。さらにESSENCEは、子どもとその家族には、できれば医師、心理士、看護師、教師、言語療法士などの複数の専門家（およびこのようなチームに常に含められるべき、これら以外の多数の専門家集団）からなるチームのように、単一のまとまりのある団体／機関による、早期の支援が必要であるという考え方を推進しているのです。

　ここでのいわゆるESSENCEに関する知識は、過去45年間にわたり、世界中で培われてきたものです。さまざまな疾患をどのように区別（および分類）するべきかに対する合意の高まりを背景に、新たな臨床的方法（例えば、質問紙、診断面接および構造化された観察の方法）、長期にわたるフォローアップ、神経心理学的研究（新しい検査法の開発と従来あるものの改訂）、遺伝学、エピジェネティクス、神経化学、神経生理学、脳画像診断による裏づけも得て、これらすべてにより、多くの症例における高率の精神不調や薬物濫用、犯罪行為のみならず、学校や仕事での失敗も含めた生涯にわたる予後の説明に、ESSENCEが大いに役立つという、まったく新しい理解がもたらされました。新旧の介入と治療方法が体系的に評価され、これにより、科学的研究と実績ある経験に基づく効果的な介入手段が開発されてきました。イェーテボリ大学ギルバーグ神経精神医学センターの研究グループは、広く世界各地の協力者とともに、多くの症例におけるこのプロセスの最前線に立ち続けてきました。このガイドブックでは、ESSENCEという用語の概要と、これに含まれる要素／症候群を紹介します。


## ESSENCEの有病率

　早期、すなわち就学時またはそれ以前に診断可能な、ESSENCE（小児神経精神または神経発達の障害／機能障害／変異と称されることもあります）の総有病率は、人口の約10パーセントになります（全男児の約13％、全女児の約7％と推定されています）。〔訳注：表1.1参照〕多くの国では、これらの子どもの

表1.1　神経発達的診察が必要になる早期徴候症候群（ESSENCE）

| 症候群 | 有病率（%） | 参考文献 |
| --- | --- | --- |
| 自閉スペクトラム症（ASD） | 1.0 | Coleman & Gillberg 2012; Lundström *et al.* 2015 |
| 注意欠如・多動症（ADHD） | 3.7-5.0 | Kadesjö & Gillberg 2001; Faraone *et al.* 2003 |
| トゥレット症 | 1.1 | Kadesjö & Gillberg 2000 |
| 知的発達症（ID） | 2.5 | Gillberg & Söderström 2003 |
| 話し言葉と言語の障害 | 4.0 | Miniscalco *et al.* 2006 |
| 発達性協調運動症（DCD） | 4.9 | Kadesjö & Gillberg 1999 |
| 反応性アタッチメント障害（RAD）および脱抑制型対人交流障害（DSED） | 0.5-1.5 | Sadiq *et al.* 2012; Minnis *et al.* 2013 |
| 選択性緘黙 | 0.2-2.0 | Kopp & Gillberg 1997 |
| 早期発症型重度感情障害 | ? | Biederman *et al.* 2003 |
| 小児急性発症神経精神症候群（PANS）溶連菌感染症関連小児自己免疫性神経精神疾患（PANDAS） | ? | Johnson *et al.* 2019 |
| 行動表現型症候群（BPS） | 2.0 | Gillberg 2010 |
| 他のESSENCEを伴うてんかん | 0.5 | Aicardi 2009 |
| 総有病率／重複考慮済 | 約10.0 | Gillberg 2010 |

およそ半数（男児は全体の８％ですが、女児は全体の２％のみと推定されています）が、10歳以前にすでに何らかの医療機関を訪れ、医師、心理士、あるいは言語療法士による検査を受け、しばしば"言語の障害"、"発達遅滞"、または"自閉症"といった診断を下されています。ひじょうに多くの場合、子どもが幼い頃に出される結論は、その子どもの発達に何らかの特定不能な異常が見られるが、それに対して診断名は与えられないというものです。別の事例では、親が安心するような知らせを受けたり（例えば、自閉症クリニックで「自閉症ではありません。ですから、私達が対処することは何もありません」と言われるなど）、「様子を見ましょう」と言われたりします。残りの半数は、"問

題のある症例"として成人期に達する前に発見され、その後、ADHD、うつ病、"不安"、あるいは"家族関係の問題"などの診断を下されることが多いものです。医療サービスで使用されている『DSM-5精神疾患の診断・統計マニュアル』（Diagnostic and Statistical Manual of Mental Disorders/DSM-5, APA 2013）や『国際疾病分類（ICD）』（International Classification of Diseases／ICD-11, World Health Organization 2018）などの診断マニュアルに示されている、いくつかの神経発達的診断に関する基準を全部または一部満たす一連の複雑な問題を子どもが抱えていることを、問題の発生当初から家族が気づくことが仮にあるとしても、それはきわめてまれなことです。

## どのような場合にESSENCEを疑うべきでしょうか？

　親やそれ以外の子どもを取り巻く人々が懸念を感じるほどの深刻な発達異常、行動障害、あるいは気分の変動／問題の徴候を示す子どもは、ひじょうに多くの場合、ESSENCE関連の問題を抱えています。こうした徴候や懸念が、何カ月も存在している（あるいは、当初まったく"正常な"発達をしているように見えた子どもに、ほんの数日のうちに突然発現した）場合にESSENCEを疑います。表1.2にあげた類の長期にわたる（あるいは、きわめて急激に発生した）問題を持つすべての子どもは、何らかの発達評価の対象とするべきです（Gillberg 2018）。

## （ESSENCEの）転帰

　自閉症、言語の障害、ID、学習上の問題またはADHDのいずれかの診断を受けた子どもに対する長期間のフォローアップを通して、多くの症例では、診断時に取り上げられた根本的な問題（社会的相互交渉の困難さ、コミュニケーションの問題、学習の困難さ、読み書きの困難さ／失読症〔ディスレクシア〕、協調運動の問題および注意障害）が、診断を得るために必要な基準のすべてを

表1.2　何カ月もの懸念をもたらす、ESSENCEの徴候と考えられる問題

| 子どもの発達に関する懸念 | 例 |
|---|---|
| 全般的な発達 | 遅れ |
| 運動技能−体の動き | 協調運動不全、遅れ、筋緊張低下、模倣の少なさ |
| コミュニケーション−話し言葉 | 喃語の少なさ、遅れまたは発話がない、抑揚のない一本調子の話し方 |
| 社会的相互交渉−人との交流 | ほとんどまたはまったく交流がない、自分から開始しない |
| 活動−衝動性 | きわめて活発または不活発、きわめて衝動的 |
| 注意−集中力 | 弱い、心ここにあらず、自分の世界に入り込んでいる、集中できない |
| 行動 | 常同行動、生活上の決まりの変更に耐えられない |
| 気分 | きわめて情緒不安定 |
| 睡眠 | 何カ月も続いている極度の睡眠障害 |
| 摂食 | 何カ月も続いている重大な摂食問題 |
| 感覚の反応 | 音、におい、光、感触、痛み、寒暖などに対する過剰または過少反応 |

もはや満たさない場合（全患者の半数弱）であっても、成人期に至るまで残ることが、現在わかっています。また、患者の大多数は老齢まで生きるものの、死亡率が高いことも知られています。

　こうしたデータをまとめると、成人人口の少なくとも5パーセントが、成人期に至ってもなお、診断可能なESSENCEの問題を抱えており、また、それに加えること数パーセントが、引き続き機能障害を起こす根本的な問題を抱えていることがわかります。ESSENCEの問題を持つ大人の大多数は、さらに別の、例えばうつ病、不安症、疼痛性障害、（反社会性、回避性、境界性などの）パーソナリティ障害および薬物依存症などの診断基準も満たしています。また、相当な割合で、早期退職し、失業手当あるいは生活保護を受けるようになります。すべてのADHD患者のうちの大勢（おそらく20％）が、最後には刑事施設に収容されますが（全被収容者の30〜70％にADHDの可能性があります）、これは一般に、衝動的な暴力犯罪や薬物関連の犯罪によるも

のです。

　また、自閉症とトゥレット症に関しては、家族が早期診断と情報提供を受け、それに続けてある程度の支援を得てきた場合を中心に、"好ましい"転帰が見られることにも注目するべきです。これらの障害を持つ人々の多くは、優れた芸術的才能を持ち、"型にはまらない"考え方をし、一般に創造性に富んでいると言えます。きわめて衝動的な人（例えば、ADHDやトゥレット症の患者）も、きわめて強迫観念の強い人（例えば、自閉症の患者）も、考え得る限り最善の場合、そして、それぞれに合わせた支援を受けることで、起業家や各種芸術家、科学研究者になれるのです。

## 本書の構成

　ここからは、ESSNECEという包括的な用語に含まれる、いわゆる症候群を１つずつ、各章でテーマとしてとりあげていきます。本書では"症候群"とは、正常なばらつきと考えられているものが何であれ、そこから逸脱しており、比較的予測可能な形で同時発生する特定の症状として現れるものを言います。それぞれの症候群は、個々別々に扱われます。しかし現実には、"純粋な"症例はめったにありません。この一例として、ADHDの学童の約85パーセントが、ESSENCEに該当する少なくとも別の１つの診断基準を満たしていること、さらには、自閉症の未就学児の100パーセントが、少なくとも１つの別の学習／コミュニケーション、精神、神経あるいは他の医学的障害の診断基準を満たしていることがあげられます。ESSENCEグループのほとんどすべての疾患は、男児により多く発生しますが、多くの女児が、幼少期に見過ごされたり誤診されたりもしています。

　これらの症候群の概要を説明した後、ESSENCEの３つの事例を症例説明の形で示し、ESSENCEの生涯にわたる予後をまとめ、最後に、調査研究と治療のためのセンターを作る必要性について述べます。

## ADHDの歴史

　注意欠如・多動症（ADHD）は、『精神障害の診断・統計マニュアル第3版改訂版（DSM-III-R）』が出版された1987年に現在の名称を得ました。それまでは、不注意（Melchior Adam Weikard 1775）、精神的な落ち着きのなさ（Alexander Crichton 1798）、"持続的注意不能を伴う、道徳意識の欠陥"（George Still 1902）、微細脳損傷、微細脳機能障害（MBD）、多動障害、DAMP症候群（注意・運動制御・認知における複合的障害）、および注意欠如障害（ADD）を含む、いくつかの異なる言葉や用語がADHDを指すのに使われていました。

## 診断基準

　DSM-III-R（APA 1987）に掲載されたADHDの診断基準は、DSM-IV（1994）で改訂されました。それ以降、DSM-5およびICD-11に掲載されているものも含め、この障害の診断基準はほとんど変わっていません（資料2.1参照）。

資料2.1　DSM-5に基づく注意欠如・多動症（症状の基準はICD-11と概ね一致）
出典：日本精神神経学会（日本語版用語監修）、髙橋 三郎・大野 裕（監訳）：DSM-5 精神疾患の診断・統計マニュアル、p58-59、医学書院、2014

A. (1) および／または (2) によって特徴づけられる、不注意および／または多動性－衝動性の持続的な様式で、機能または発達の妨げとなっているもの：

(1) **不注意**：以下の症状のうち6つ（またはそれ以上）が少なくとも6カ月持続したことがあり、その程度は発達の水準に不相応で、社会的および学業的／職業的活動に直接、悪影響を及ぼすほどである：

注：それらの症状は、単なる反抗的行動、挑戦、敵意の表れではなく、課題や指示を理解できないことでもない。青年期後期および成人（17歳以上）では、少なくとも5つ以上の症状が必要である。

(a) 学業、仕事、または他の活動中に、しばしば綿密に注意することができない、または不注意な間違いをする（例：細部を見過ごしたり、見逃してしまう、作業が不正確である）。

(b) 課題または 遊びの活動中に、しばしば注意を持続することが困難である（例：講義、会話、または長時間の読書に集中し続けることが難しい）。

(c) 直接話しかけられたときに、しばしば聞いていないように見える（例：明らかな注意を逸らすものがない状況でさえ、心がどこか他所にあるように見える）。

(d) しばしば指示に従えず、学業、用事、職場での義務をやり遂げることができない（例：課題を始めるがすぐに集中できなくなる、また容易に脱線する）。

(e) 課題や活動を順序立てることがしばしば困難である（例：一連の課題を遂行することが難しい、資料や持ち物を整理しておくことが難しい、作業が乱雑でまとまりがない、時間の管理が苦手、締め切りを守れない）。

(f) 精神的努力の持続を要する課題（例：学業や宿題、青年期後期および成人では報告書の作成、書類に漏れなく記入すること、長い文書を見直すこと）に従事することをしばしば避ける、嫌う、またはいやいや行う。

(g) 課題や活動に必要なもの（例：学校教材、鉛筆、本、道具、財布、鍵、書類、眼鏡、携帯電話）をしばしばなくしてしまう。

(h) しばしば外的な刺激（青年期後期および成人では無関係な考えも含まれる）によってすぐ気が散ってしまう。

(i) しばしば日々の活動（例：用事を足すこと、お使いをすること、青年期後期および成人では、電話を折り返しかけること、お金の支払い、会合の約束を守ること）で忘れっぽい。

(2) **多動性および衝動性**：以下の症状のうち6つ（またはそれ以上）が少なくとも6カ月持続したことがあり、その程度は発達の水準に不相応で、社会的および学業的／職業的活動に直接、悪影響を及ぼすほどである：

**注**：それらの症状は、単なる反抗的態度、挑戦、敵意などの表れではなく、課題や指示を理解できないことでもない。青年期後期および成人（17歳以上）では、少なくとも5つ以上の症状が必要である。

(a) しばしば手足をそわそわ動かしたりトントン叩いたりする、またはいすの上でもじもじする。

(b) 席についていることが求められる場面でしばしば席を離れる（例：教室、職場、その他の作業場所で、またはそこにとどまることを要求される他の場面で、自分の場所を離れる）。

(c) 不適切な状況でしばしば走り回ったり高い所へ登ったりする（**注**：青年または成人では、落ち着かない感じのみに限られるかもしれない）。

(d) 静かに遊んだり余暇活動につくことがしばしばできない。

(e) しばしば"じっとしていない"、またはまるで"エンジンで動かされているように"行動する（例：レストランや会議に長時間とどまることができないかまたは不快に感じる；他の人達には、落ち着かないとか、一緒にいることが困難と感じられるかもしれない）。

(f) しばしばしゃべりすぎる。

(g) しばしば質問が終わる前に出し抜いて答え始めてしまう（例：他の人達の言葉の続きを言ってしまう；会話で自分の番を待つことができない）。

(h) しばしば自分の順番を待つことが困難である（例：列に並んでいるとき）。

(i) しばしば他人を妨害し、邪魔する（例：会話、ゲーム、または活動に干渉する；相手に聞かずにまたは許可を得ずに他人の物を使い始めるかもしれない；青年または成人では、他人のしていることに口出ししたり、横取りすることがあるかもしれない）。

B. 不注意または多動性－衝動性の症状のうちいくつかが12歳になる前から存在していた。

C. 不注意または多動性－衝動性の症状のうちいくつかが2つ以上の状況（例：家庭、学校、職場；友人や親戚といるとき；その他の活動中）において存在する。

D. これらの症状が、社会的、学業的、または職業的機能を損なわせているまたはその質を低下させているという明確な証拠がある。

E. その症状は、統合失調症、または他の精神病性障害の経過中にのみ起こるものではなく、他の精神疾患（例：気分障害、不安症、解離症、パーソナリティ障害、物質中毒または離脱）ではうまく説明されない。

▶**いずれかを特定せよ**

314.01（F90.2）**混合して存在**：過去6カ月間、基準A1（不注意）と基準A2（多動性－衝動性）をともに満たしている場合

314.00（F90.0）**不注意優勢に存在**：過去6カ月間、基準A1（不注意）を満たすが基準A2（多動性－衝動性）を満たさない場合

314.01（F90.1）**多動・衝動優勢に存在**：過去6カ月間、基準A2（多動性－衝動性）を満たすが基準A1（不注意）を満たさない場合

▶ **該当すれば特定せよ**

**部分寛解**：以前はすべての基準を満たしていたが、過去6カ月間はより少ない基準数を満たしており、かつその症状が、社会的、学業的、または職業的機能に現在も障害を及ぼしている場合

▶ **現在の重症度を特定せよ**

**軽度**：診断を下すのに必要な項目数以上の症状はあったとしても少なく、症状がもたらす社会的または職業的機能への障害はわずかでしかない。

**中等度**：症状または機能障害は、「軽度」と「重度」の間にある。

**重度**：診断を下すのに必要な項目数以上に多くの症状がある、またはいくつかの症状が特に重度である、または症状が社会的または職業的機能に著しい障害をもたらしている。

　ADHDにはさまざまな臨床像があります。不注意優勢型ADHD（Hを除いてADDすなわち注意欠如障害と言われることもあります）は、6つ以上の不注意の症状を特徴とし、多動・衝動優勢型ADHDは、6つ以上の多動性－衝動性の症状を特徴とします。そして、混合型ADHDは、不注意の問題群からの6つ以上の症状に加えて、多動性－衝動性の問題群からの6つ以上の症状も特徴とします。また、かつては診断基準をすべて満たしていましたが、現在では、障害がまだ引き起こされてはいるものの、もはや基準を完全には満たしていない症例として、寛解期のADHDと称されるカテゴリーもあります。

　不注意の症状（あるいは他の"併存症"）を何ら伴わない"純粋な"多動は、おそらく障害というよりはむしろ"パーソナリティのタイプ"であり、いかなる重度の機能障害ともほとんど関係がありません。混合型ADHDは、今日では7歳までに気づかれることが多いのですが、一般に不注意型ADHD（ADD）は、8歳を過ぎるまで、あるいは、それよりずっと後になるまで、評価や診断を受けることはありません（女児の場合は特に遅く、小児期／青年

期にはまったく見逃されることさえあります）。

## 有病率

　世界中の多くの研究から、全学童の３～７パーセントでADHDの診断基準を満たしていることが明らかになりました。相対的にかなり件数が少ないものですが、成人に関する同様な研究によれば、成人の場合は２～５パーセントとなっています。この割合は、正確にはどの診断基準が使用されたか、また、障害がどう定義されたかによって左右されます。幼い頃にADHDの診断基準を完全に満たす子どもの大多数は、成人期やしばしば高齢期に至るまで、ADHDの症状と問題を抱え続けます。とはいえ、症状はそれほど多くなく、あるいはそれほど明らかではないかもしれませんし、年を経るにつれ変化し、再び悪化したように見えることもあるかもしれません。

　ADHDは女児よりも男児に多く認められますが、女児や女性ではしばしば見逃されており、そのことが、男女比のさらなる偏りという臨床知見の一因となっています。成人に関する研究では、実際の男女比が、文献で引用されることの多い３～４：１ではなく、２：１に近いと示唆されています。親が、わが子の８歳の誕生日以前に専門家に支援を求めるのは、男児が女児を約５：１で上回っています。

　ADHDは全世界で発生しており、疫学調査が実施されたさまざまな国や地域のすべてにおいて、有病率はほぼ同じです。さまざまな素行問題や極端な反抗的態度と関連するADHDは、おそらく過剰に"心理社会的問題"の文脈で評価されています。

## 原因と危険因子

　ADHDは多くの場合、遺伝の影響が強いものです。いくつかの双子研究によれば、遺伝率は0.70～0.80です。ADHDと関連していることが明らかになった特異的遺伝子には、ドーパミン、ノルエピネフリン、グルタミン酸、

メラトニンなどの、神経伝達物質やホルモンの生成、代謝に関与しているものが含まれています。

胎児期と生後2、3年の間に見られる悪影響はADHDのリスクを高めます。このような影響には、胎児の発達期におけるアルコールの影響、ある種の子宮内外の感染症、極早産、新生児期の発作（それ自体がネガティブな影響を与えると言えますが、別の脳の問題がすでに存在しているという徴候でもあります）、悪性疾患に対する各種治療（化学療法、ホルモン治療、放射線治療）の悪影響などが含まれます。

遺伝的な悪影響と生物学的環境における悪影響が組み合わさることもたくさんあります。有害な心理社会的状況によって、反抗的、攻撃的、破壊的な行動や、素行問題のリスクが増しますが、ADHDの基本的な問題は、心理社会的環境とは本来関係のない、脳の多様性／偏りに関係しています。

ADHDの場合、中枢神経系の一部の体積が小さかったり、機能に異常が認められたりします。これは特に、前頭葉、大脳基底核、脳梁、および小脳（脳幹も可能性があります）に当てはまります。また、脳の報酬系の機能が低い傾向のために、退屈感、（特に持続的注意が必要な課題への）興味の喪失、刺激を求める行動や危険をいとわない行動、薬物濫用、そのほか迅速に報酬が得られる行動への依存などのリスクが高まる傾向があります。


## 初期症状

ADHDの懸念につながる最初の症状は、異常な運動行動、極端に早い一人歩きの始まり（ただし、生後18カ月以降にようやく一人歩きが始まる、ひじょうに遅いケースもたまにあります）、不注意（人の話を聞かない）、話し言葉の遅れ／言語の障害と関連している可能性が高いものですが、ほかにも、睡眠の問題、情動調整機能不全、衝動性／多動性や、（明らかな）危険に対する恐れの欠如などがあげられます。

極端に激しい反抗的態度、癇癪とイヤイヤ、また、態度が悪く攻撃的になることもよくあり、ときには反抗挑発症（ODD）という別の診断名をつけら

れる場合もあります。この問題が加わると、後の素行症（成人期に発生すれ
ば、犯罪とみなされ、起訴されることになる、子どもや若者が示す行動や行為）
や、成人期の反社会性パーソナリティ障害のリスクが高まる傾向があります。
そしてこのことは、感情が爆発したときの暴力行為を含む、衝動的な薬物関
連の犯罪率の高さにもつながります。ODDがESSENCEの下で、まったく別
の神経発達カテゴリーとみなされるべきか否か、あるいは、むしろ気質や性
格の特徴、または根底にある神経発達上の問題（例えばADHD）の重症度を
評価する基準としてみなされるべきかは、定かではありません。

　ADHDに見られる協調運動の問題（発達性協調運動症〔DCD〕に認められる
ものなど）や言語の問題／コミュニケーション症は、それ自体が問題という
よりもむしろ、学校や学業の問題、その後の職場での失敗とそれに続く失業、
さらには病欠や早期退職といったリスクがきわめて高いことを示唆します
（Rasmussen & Gillberg 2000）。ADHDに加えてDCDおよび言語の障害のある
患者群の臨床像は、注意欠如、受動性、"白昼夢"に加えて、多動ではなくむ
しろ低活動であることが多いようです（このタイプは今なおしばしばADDと称
されます）（Kadesjö *et al.* 2001）。


## 学齢期早期の症状

　多くの場合、ADHDは低学年の間にのみ、その真の姿を現します。静か
に座って集中することが、学習と発達には不可欠だと考えられているときに、
じっと座っていられない、そわそわと落ち着かない（"ants in the pants"）、
集中するのが難しい、すぐに退屈しがち、気が散りやすい、いつもしゃべり
すぎたり、声が大きすぎたり、自制心がなくあまりにも衝動的に話しすぎた
りする癖があるといったことが、身近な人々をどんどん混乱させ、悩ませま
す。

　衝動性制御の問題と短気な行動、要求にかかわる癇癪は、きわめて頻繁に
見られます。実際、怒りの制御不能と、"晴れ晴れとした気分"から"メルトダ
ウン（パニック状態）"への、数秒のうちに起こる変化は、ADHDの現在の診

断基準には含まれてはいない問題ですが、ADHDの子どもと大人に見られるすべての症状の中で最も頻度が高いものです。忍耐力のなさは、ほぼ決定的です。極端に多動で（おもに男児ですが、一部の女児も同様）、衝動的な子どももいれば、"白昼夢"や、"自分だけの小さな世界"に浸ったり、"心ここにあらず"という状態になったりする方が多い子ども（女児に多く見られますが、男児も同様）もいます。また、ときおり寝落ちしてしまったり、少なくとも"うとうと"してしまったりする、ナルコレプシーに近い傾向を持つADHD患者の大きなサブグループもあります。学齢期のADHDの子どもの中には、多動と低活動の両極端を行ったり来たりする子もいて、その場合は混合型ADHDと診断される可能性が高くなります。

　ADHDの女児は、一般の女児とほぼ同様に、男児よりも（概して）運動面での（過）活動は少ないものです。これが、うつ病、不安症、摂食障害（肥満を含む）、自傷の診断評価の際に、女児のADHDがしばしば考慮すらされないおもな理由の1つになります。当然のことながら、極端に多動な女児もいますが、その高い活動レベルは、ひじょうに多くのADHDの男児に見られる走り回るような行動ではなく、極端な多弁、黙っていられない、絶えず指や手を動かしたり、自分の顔や髪を触ったりするといった形で示されることの方が多く認められます（Kopp 2010）。


## 青年期後期および成人期の症状

　多くのADHDの人は、年齢とともに"多動"が目立たなくなっていきます。通常、残るのは、内面の多動感や落ち着きのなさ、神経質さと、あらゆる面でほとんど打ちのめされるほどストレスの影響を受けやすく、ストレスを抱え、ため込んでしまう（"stressed out"）性質です。こうした問題のために医療機関を訪れる多くの若者や大人は、不安や疲労を抱えているか、あるいは"燃え尽き"てしまったものとみなされて、たいていの場合、ADHDに関する質問や診断を試みられることはありません。残念ながら、今なお、成人を対象とする精神科医と一般医の多くは、ADHDに関する知識や経験が少なす

ぎるため、このような症例においては、真の根本的な問題であるADHDの代わりに、全般不安症（GAD）やうつ病といった診断が下されることになります。エビデンスに基づくADHDの治療が、GADやうつ病にしばしば施される治療とほぼ正反対であることを考えれば、これはとりわけ無益なことと言えます。

　注意の欠如、集中の困難さ、時間概念や計画を立てることと、ものごとをまとめることの困難さは、ほぼ全生涯にわたって残ります。極端な多弁、翻って、すぐに会話に割り込む問題は、社会的相互交渉を伴う場面でのトラブルにつながる可能性があります。また、起きたことを話したり、物語を語ったりするときに問題があり、ひじょうに冗長であったり、"退屈"と思われてしまうこともあります。

　（通常、小児期に診断を受けていない）ADHDの大人の多くは、慢性疼痛や線維筋痛症に関連した問題のために、各種医療サービスを利用します。睡眠の問題（不眠症、早期覚醒、睡眠の必要性の減少または増加、睡眠覚醒周期の乱れ）は、（明らかに異常な自分の睡眠行動を"まったく正常"だと考える人もいますが）すべての患者群で認められるのが一般的です。ADHDでは、過眠症（ナルコレプシーと言われる極端な例を含みます）の割合が著しく高まります。

　その他の慢性的な問題や疾患（糖尿病、脳性麻痺〔CP〕、てんかん、腸の問題、喘息、肥満）にADHDを併存している人は、しばしば、"治療が難しい"もしくは"治療する気がない"とみなされてしまいます。ですが、もし併存しているADHDが認識され、治療されれば、"メインの"疾患（糖尿病、てんかん、肥満など）がはるかに"管理しやすく"なることが多くなります。ADHDの人は後に摂食障害を抱えるリスクがひじょうに高いというエビデンスが増えつつありますが、これはおそらく、衝動性のレベルが高いことに関連していると思われます。肥満および過食行動／神経性過食症はどちらも、ADHDの人の人生の軌跡において、高率あるいはひじょうに高率に認められます。

　高齢期におけるいわゆる軽度認知障害（MCI）とADHDとの強い結びつきを示唆する研究もあります。作業記憶の問題は、ADHD症候群の核心であることが多く、これに関連した（高齢期の）（"正常な"）記憶の問題が（約60歳以降に）加わることで、"メインの"記憶の問題の印象が目立つようになり、

その結果、物忘れ外来の受診やアルツハイマー病の検査へとつながる可能性があります。このような症例では、（短期／作業記憶の問題の記録に基づいて）しばしばMCIの診断が下され、患者は１、２年以内に再検査／フォローアップを受けることになります。再検査では、結果はたいてい１、２年前とまったく同じレベルで、記憶力の低下や認知症はないことが示されます。このようなケースでは、小児期／生涯にわたるADHDの問題について詳しい病歴を聴取し、多くの場合、適切なADHDの診断を下し、さらにはこの人生の終わりの時期にADHDにふさわしい治療を試みることが、ひじょうに有用となります。

## 認知機能と認知プロフィール

　（いわゆるIQ検査を含む）認知検査において、ADHDの子どもと大人は、知的発達症レベルから平均よりもきわめて高いレベルまで、幅広い結果を示す可能性があります。すべての症例の約半数で、いわゆる認知プロフィールは、しばしば変動を認め、注意力、速度、作業記憶および運動パフォーマンスを測定する下位検査は悪い結果を示します。残りの半数は、往々にして、全体的に"変動のない"低いレベルで、その多くは"学習上の問題"あるいは"境界線の知的機能"（BIF）といったカテゴリーに該当します。BIFという診断名は最近では廃れてしまっていますが、現在ADHDに苦しんでいると診断されている子どもの中には、（ADHDの症状の基準を満たしているという意味では、当然その通りなのですが）実際にはBIF"のみ"で、ときには知的発達症レベルにひじょうに近いか、これと重なる子もいます。

## 介入と治療

　現時点ではADHDが治癒することはありませんが、有効な介入と治療法は数多くあります。患者と家族に対する、ADHDとそれに関連した

ESSENCEについての心理教育（診断内容そのものと、それがその患者の症例において意味することに関する情報を、明確かつ詳細に説明することを含みます）は不可欠であり、それ自体、単なるレッテル貼りではなく、治療／介入とみなされなければなりません。個別に作成された教育計画、コンピューターを活用した作業記憶トレーニング、非攻撃的／非暴力的な武術、体操およびヨガは、いずれもADHD症状を持つ人にある程度の有益な効果を示すと報告されていますが、長期的な効果は実証されていないので、こうした介入のすべてについて、さらなる調査研究が明らかに必要と言えます。

　ADHDに対する精神刺激薬やノルアドレナリン再取り込み阻害薬による薬物治療は、ADHD症状を軽減するのに優れた効果を発揮するという、きわめて有効なエビデンスが存在します。精神刺激薬の場合、長期的な好ましい効果には、犯罪率、薬物濫用および道路交通事故の減少が含まれます。注意力と読字力の両方に関しては、オメガ３補給のやや好ましい効果を指摘する研究もあります（Johnson *et al.* 2009; Johnson *et al.* 2017）。最近では、PR-ESSENCE（ESSENCEの子どもに関する積極的解決策〔Proactive Resolutions〕）のランダム化比較研究から、これがADHD症状のレベルを必ずしも劇的に低下させるわけではありませんが、家族機能と子どもの全体的な機能にひじょうに好ましい影響を及ぼすことが明らかになっています。PR-ESSENCEは一種の合同家族介入で、子どもの認知機能に焦点を絞り、約２週間ずつ間をあけた６〜10回のセッションを通じて、日々のESSENCE行動とその他の問題を、親子が一緒に解決していくものです（Johnson *et al.* 2020）。

　ADHDの大多数の症例においては、複数の介入を組み合わせること（精神刺激薬による薬物治療との組み合わせが多く使われます）が、最適な結果を得るために必要です。また、ADHDをESSENCEの視点からとらえ、通常は他の（"ADHD以外の"）ESSENCEの問題と症状が多数存在し、これら（例えばDCD、失読症〔ディスレクシア〕、別の種類の学習上の問題、話し言葉と言語の障害、ODD、自閉症的特性および強迫性障害）にはしばしば別の介入が必要となることも、常に念頭に置いておかないといけません。

## 転帰

　ADHDは一般に、生涯続く神経学的多様性を示す１つのバリアント、あるいは神経発達症と考えるべきです。これは、最も明白な"外的"症状が徐々に和らぎ、消えてしまったかのようにさえ見える症例にも当てはまります。小児期に診断されたADHDの患者の"内面"には、一般に成人期（さらには高齢期）に至るまで、心が落ち着かない感じ、注意を向けることの難しさ、作業記憶の問題と、事前に計画を立てることや系統立てて作業をすること、"最後まで続ける"ことの困難さを含む実行機能の障害が残り続けます。また、これまで述べてきたように、生涯を通じて現れる可能性のある、数多くの併存する精神医学的・心理社会的な問題（うつ病、不安症、慢性疼痛、慢性疲労、肥満およびその他の摂食障害、薬物濫用と薬物関連の犯罪行為を含みます）があります。死亡率もかなり高いものです。早期介入により、こうした好ましくない転帰は軽減され、適切な早期支援を得る人の多くは、（基本的なADHD症状の一部や、略式の観察やアセスメントでははっきりしないことがある症状は、まだ残っているにしても）好ましい転帰、あるいは優れた転帰さえも、得ることができます。このような早期介入がなければ、小児期早期に発症したすべての症例の少なくとも半数において、ADHDの自然な転帰は不良またはきわめて不良となります。小児期に発見され、介入を受けない限り、ADHDは現代社会において最大の公衆衛生上の問題／脅威の１つであり続けるでしょう。しかし、ADHDと認識され、アセスメントと"治療"を受ければ、それはギャングなどの反社会的な集団に所属すること、薬物濫用、無謀な運転に関連する好ましくない転帰を避けるための、希望と決意を鼓舞する診断にもなり得るのです。

[第3章]
# 自閉症

## 自閉症の歴史

　自閉症は、常にその名称で呼ばれてきたわけではありませんが、何千年もの間、存在してきたと考えてよいでしょう。著名な自閉症研究者であるウタ・フリス（Frith 2003）は、歴史に残る話を引き合いに出し、特に古い時代の事例を紹介しています。13世紀の修道士で、アッシジの聖フランチェスコの弟子であったジネプロは、現在の"典型的な"自閉症の所見に完全に一致しているというのです。18世紀末から19世紀初め頃には、森の動物達に"育てられた"と思われる"野生児"の事例が認められました。今日では、彼らの行動は間違いなく典型的な自閉症として分類されるでしょう。ジャン・イタールはこうした子どもの1人、アヴェロンの野生児について、詳細に記しました。1908年、テオドール・ヘラーは、"幼児性認知症"の症例について説明しましたが、これはおそらく今日では"退行型自閉症"とみなされるでしょう。1920年代には、エヴァ・スーハレヴァが、いわゆるシゾイドの子どもについて報告しましたが、現在なら彼らは、自閉症またはアスペルガー症候群と診断されるでしょう。1930年代になると、ハンス・アスペルガーが、彼が言うところの"自閉的精神病質／パーソナリティ障害"について、その特徴を記述し始めました（Asperger 1944）。また、レオ・カナーは1943年に"早期幼児自

閉症”という用語を造り出しました（Kanner 1943）が、おそらくこれは、アスペルガー門下生の１人が、この徴候にカナーの注意を向けさせた後のことと思われます。

今日、自閉症を決定づける特徴は、全般的な精神的硬直に加えて、早期に発症する社会的／コミュニケーションの相互交渉に関する重度の異常、および常同的な運動や会話が同時に認められる行動障害と考えられています。


## 有病率

学齢期の子どものおよそ１パーセントが自閉症で、大人の場合もそれとほぼ同率です。かつてはさまざまな種類の自閉症（自閉症候群、アスペルガー症候群、崩壊性障害、その他の自閉症に似た疾患）が明確に区別されていましたが、現在の診断マニュアルでは、これらの疾患はすべて同じ“自閉スペクトラム症”の傘下に入ります。しかし、自閉症は共通の根本的原因を持つ１つのスペクトラムではなく、また、以前は“正常”であった何かに障害が生じたとは考えられない（それどころか、通常、この疾患は生まれたときからずっと存在し続けているのです）という点で、この用語には問題があります（Waterhouse, London, & Gillberg 2017）。

古典的自閉症（自閉症候群）のほとんどの症例は、現在３歳以前に発見し、診断することができますが、アスペルガー症候群と（今なお）言われているものは、小学校１年生まで（一部）認識されないまま過ぎてしまうことがしばしばあります。

実際には、典型的な自閉症の症状は、ある程度の全般的な知的発達症（ID）（正常なIQの範囲よりも下）を伴う場合は自閉症と、正常または高い知能を伴う場合はアスペルガー症候群と診断されることが、いまだに多くあります。別個の診断名としてのアスペルガー症候群の有用性については、それが自閉症よりも軽度であるという認識と、比較的高い全般的な知的能力との関連が頻繁に認められることから、多くの人が賛成しています。

# 診断基準

　自閉症の最初の診断基準は、（ミルドレッド・クリークが考案した）典型的な症状のチェックリストという形で、1960年代に発表されました。1980年には、幼児自閉症の操作的診断基準が、DSM-IIIで確立されました。これらの基準は、1987年のDSM-III-Rの出版とともにさらに詳しくなりましたが、結局1994年にDSM-IVで再び改訂されました。最新の改訂は2013年のDSM-5で行われました（資料3.1〔訳注：その後2022年に、DSM-5の改訂版であるDSM-5-TRが出版された。〕）。

　アスペルガー症候群の診断基準は、1980年代後半まで発表されませんでした（Gillberg & Gillberg 1989）。

　近年、"公式に認定されている"自閉症の率が劇的に増加し、過剰診断が議論されるほどになりました。しかし、"典型的な"自閉症は、20年前と同様に現在も頻繁に見られるものではなく、ESSENCEを持つ多くの子どもが、自閉症の症状がほんのいくつか／2、3しかないにもかかわらず、自閉症と診断されてしまっているのは明らかだと思われます（Arvidsson *et al.* 2018）。

資料3.1　DSM-5に基づく自閉スペクトラム症の診断基準
出典：日本精神神経学会（日本語版用語監修）、髙橋 三郎・大野 裕（監訳）：DSM-5 精神疾患の診断・統計マニュアル、p49-50、医学書院、2014

---

A. 複数の状況で社会的コミュニケーションおよび対人的相互反応における持続的な欠陥があり、現時点または病歴によって、以下により明らかになる（以下の例は一例であり、網羅したものではない；本文参照）。
(1) 相互の対人的−情緒的関係の欠落で、例えば、対人的に異常な近づき方や通常の会話のやりとりのできないことといったものから、興味、情動、または感情を共有することの少なさ、社会的相互反応を開始したり応じたりすることができないことに及ぶ。
(2) 対人的相互反応で非言語的コミュニケーション行動を用いることの欠陥、例えば、まとまりのわるい言語的、非言語的コミュニケーションから、視線を合わせることと身振りの異常、または身振りの理解やその使用の欠陥、顔の表情や非言語的

---

コミュニケーションの完全な欠陥に及ぶ。

(3) 人間関係を発展させ、維持し、それを理解することの欠陥で、例えば、さまざまな社会的状況に合った行動に調整することの困難さから、想像上の遊びを他者と一緒にしたり友人を作ることの難しさ、または仲間に対する興味の欠如に及ぶ。

▶現在の重症度を特定せよ

**重症度は社会的コミュニケーションの障害や、限定された反復的な行動様式に基づく（表2参照）。**

B. 行動、興味、または活動の限定された反復的な様式で、現在または病歴によって、以下の少なくとも2つにより明らかになる（以下の例は一例であり、網羅したものではない；本文参照）。

(1) 常同的または反復的な身体の運動、物の使用、または会話（例：おもちゃを一列に並べたり物を叩いたりするなどの単調な常同運動、反響言語、独特な言い回し）

(2) 同一性への固執、習慣への頑なこだわり、または言語的、非言語的な儀式的行動様式（例：小さな変化に対する極度の苦痛、移行することの困難さ、柔軟性に欠ける思考様式、儀式のようなあいさつの習慣、毎日同じ道順をたどったり、同じ食物を食べたりすることへの要求）

(3) 強度または対象において異常なほど、きわめて限定され執着する興味（例：一般的ではない対象への強い愛着または没頭、過度に限局したまたは固執した興味）

(4) 感覚刺激に対する過敏さまたは鈍感さ、または環境の感覚的側面に対する並外れた興味（例：痛みや体温に無関心のように見える、特定の音または触感に逆の反応をする、対象を過度に嗅いだり触れたりする、光または動きを見ることに熱中する）

▶現在の重症度を特定せよ

**重症度は社会的コミュニケーションの障害や、限定された反復的な行動様式に基づく（表2参照）。**

C. 症状は発達早期に存在していなければならない（しかし社会的要求が能力の限界を超えるまでは症状は完全に明らかにならないかもしれないし、その後の生活で学んだ対応の仕方によって隠されている場合もある）。

D. その症状は、社会的、職業的、または他の重要な領域における現在の機能に臨床的に意味のある障害を引き起こしている。

E. これらの障害は、知的能力障害（知的発達症）または全般的発達遅延ではうまく説明されない。知的能力障害と自閉スペクトラム症はしばしば同時に起こり、自閉スペクトラム症と知的能力障害の併存の診断を下すためには、社会的コミュニケーションが全般的な発達の水準から期待されるものより下回っていなければならない。

注：DSM-IVで自閉性障害、アスペルガー障害、または特定不能の広汎性発達障害の診断が十分確定しているものには、自閉スペクトラム症の診断が下される。社会的コミュニケーションの著しい欠陥を認めるが、それ以外は自閉スペクトラム症の診断基準を満たさないものは、社会的（語用論的）コミュニケーション症として評価されるべきである。

▶該当すれば特定せよ

**知能の障害を伴う、または伴わない**

**言語の障害を伴う、または伴わない**

**関連する既知の医学的または遺伝学的疾患、または環境要因**（コードするときの注：関連する医学的または遺伝学的疾患を特定するための追加のコードを用いること）

**関連する他の神経発達症、精神疾患、または行動障害**（コードするときの注：関連する神経発達症、精神疾患、または行動障害を特定するための追加のコードを用いること）

**緊張病を伴う**（定義については、他の精神疾患に関連する緊張病の診断基準を参照せよ、118頁）〔コードするときの注：緊張病の併存を示すため、自閉スペクトラム症に関連する緊張病293.89（F06.1）の追加のコードを用いること〕

## 認知プロフィール

　自閉症の人の神経心理学的検査は、重度の知的発達症から並外れて高い知能まで、あらゆる結果を示す可能性があります。その認知プロフィールは、ほぼ常に偏りがあり、強みと弱みがはっきりしているのが特徴です。全般的な知的能力、特に言語能力がひじょうに低いことがありますが、そのような場合、臨床像は"古典的自閉症"に最も近いものとなりがちです。逆に、全般的な知的能力が相対的に言ってひじょうに高い場合、臨床像は一般にアスペルガー症候群に重なるものとなります。（アスペルガー症候群を含む）自閉症の人のうち、約５、６人に１人がIDも伴っています。

## 初期症状

　自閉症の最初の症状と考えられるものは多数あります。運動の異常、感覚

の異常（音、光、におい、味、触感、痛み、寒暖に対する予期せぬ／奇妙な反応）、不注意、社会的相互交渉を自分から始めることへの興味の少なさ（指さしをしないことを含みます）、儀式の頑なな要求と変化への強い抵抗、あらゆる逆境に対する癇癪による反応、常同運動（手をひらひらさせたり、頭を振ったりするなど）、言葉の遅れ、睡眠障害、情緒不安定、衝動性／多動性、真の危険をもたらすものへの危機感の低さなどです。

　これらの症状の多くは、注意欠如・多動症（ADHD）の典型的な症状でもあり、そのために鑑別診断が難しくなり、幼少期には不可能にさえなります。小児期の自閉症は成人期の自閉症のほぼ完全な予測因子ですが（10歳以前に自閉症と診断された人の100％近くが、20歳以降も診断基準を満たしています）、アスペルガー症候群の子どもの場合、10年後に自閉症の診断基準を満たしているのは85パーセントで、残りの子どもは、自閉症の症状はあるものの、診断基準には達していません。

　自閉症は、ID、運動障害、言語の障害、ADHD、チック、てんかん、およびその他のさまざまな神経学的・内科的疾患などの別の問題と、必ずと言ってよいほど関連しています。

　自閉症は、女児よりも男児にはるかによく認められますが、女児の場合、就学前にはずっと気づかれず、診断されない傾向もあり（女児は一般に男児よりも"社会的"なため、自閉症の可能性を指摘されることさえめったにありません）、きわめて偏った性別分布の印象が作り出されています。就学前に自閉症と診断された女児は、同じ診断を受けた男児と同程度の重度の障害を持っていることが多いのですが、典型的な自閉症の女児の大多数は、より後の時期まで気づかれず、診断されません。自閉症に関して、より優れた生物学的あるいは神経心理学的指標があれば、男女比のばらつきはかなり均等なものとなる可能性が高いでしょう。


## その後にみられる症状

　自閉症の中核症状が、時間とともに劇的に変化することは、まずありませ

ん。子どもの頃に診断基準を満たしていた大人の大半は、社会的相互交渉や他者との迅速なコミュニケーションに苦労し続けます。そして、特にストレスの多い状況で、強迫的になったり、衝動的になったりする傾向があります。

　自閉症の診断基準を満たす子どものほぼすべてが、別の困難さや問題に苦しみますが、これら（ADHD、失読症〔ディスレクシア〕およびうつ病など）の多くは、自閉症そのものよりも、はるかに容易に治療できることに注目するべきでしょう。例えば、ADHDの薬物治療は、自閉症が主診断であっても、ひじょうに優れた効果を発揮できます。したがって、自閉症の大人の多くは、他のESSENCEの問題に重点を置いて再評価を受けるべきなのです。

## 原因と危険因子

　自閉症はADHDと同様、遺伝子の影響をひじょうに強く受けます。いくつかの双子研究によれば、遺伝率は70パーセントから90パーセント強とのことです（Lundström *et al.* 2012）。自閉症と相関性のあることが判明した変異遺伝子すなわち“バリアント遺伝子”の多くが、脳のシナプスの形成、機能および拡散に影響を与えています。そして別の重要な遺伝子が、脳の“足場づくり”、つまり、神経線維がペアを組む正しいパートナーを見つけられるようにするシステムに、影響を及ぼしています。さらに、概日リズムと睡眠パターンを一部制御しているメラトニン系や、聴覚伝導路の形成に必要なコンタクチン系〔訳注：コンタクチンとは、中枢神経系に発現する免疫グロブリン様神経接着分子〕（このシステムの損傷は聴覚障害として現れます）における、別の遺伝子異常も立証されています（Jamain *et al.* 2003; Delorme *et al.* 2013; 初期症状についての前項参照）。

　自閉症に関する多くの研究で、この疾患が単一の異常な遺伝子によって引き起こされることは、仮にあるとしても、きわめてまれであることを示唆する結果が出ました。ほとんどの症例では、2つ以上の遺伝子の異常が組み合わさって（場合によってはさまざまな環境要因と相まって）、自閉症と言われる臨床症状が生じています。

一部の症例では、疾患の発症に特定の役割を果たしている遺伝的要因がないのに自閉症を発症する人／診断はされていないが自閉症（症状）を持つ人もいます。

　胎児期と生後1年間に受ける有害な影響は、自閉症のリスクを高めます。これには、妊娠中のアルコールや薬物、極早産、新生児けいれん、および生後1年以内の脳感染症の影響が含まれます。多くの症例において、その原因が遺伝的要因と環境の悪影響との組み合わせにあることが突き止められます。脆弱性X症候群（FraX）、結節性硬化症（TS）、神経線維腫症（NF）、メビウス症候群など、一部の疾患は、"それ自体が"自閉症を引き起こす原因となる可能性があります。


## 介入と治療

　自閉症は、根底にある治療可能な疾患（例えば、フェニールケトン尿症〔PKU〕、ミトコンドリア病、およびTS）が直接の原因で診断が下されるまれな症例を除き、"治癒する"ことはまずありません。

　早期の心理教育的な対策は、家族の生活の質の向上に大いに役立つものと考えられており、特別な教育と行動療法を中心とした介入プログラムが、行動障害とコミュニケーションの困難さの軽減にかなり有効であると言えますが、生涯にわたる予後に、こうしたプログラムがそれぞれ単独で与える影響については、まだはっきりしていません（Fernell *et al.* 2011）。

　今のところ、特に自閉症の症状の治療に効果を発揮すると証明されている薬はありません。しかし、いくつかの研究で、オキシトシンが社会的相互交渉の困難さを緩和する可能性があること（ただし、この目的で一般臨床に使用されるには至っていません）、また、自閉症の人がしばしば直面する睡眠障害への対処に、メラトニンが役立つことが示されています。

　ブメタニドは、子どもと大人の両方の心臓疾患の治療に長く使用されてきた利尿薬ですが、近年これが自閉症の症状の軽減に有効であることが明らかになりました。ブメタニドは脳内のγ-アミノ酪酸（GABA）／グルタミン

酸のバランスを"正常化"します。自閉症やその他の神経精神障害のある人は、このバランスが"異常"であることが多いのです。しかし、この物質は自閉症の治療薬としてはまだ承認されていません。

　ADHDは、自閉症と併発しているか否かにかかわらず、同様に治療しなければなりません。同じことは、てんかんにもほぼ当てはまりますが、ある特定の抗てんかん薬（おもにベンゾジアゼピン系薬）は、自閉症の症状を悪化させる場合があることに注意する必要があります。


## 転帰

　自閉症の症状の数自体よりも、それに関連した問題の方が、予後に大きな影響を与えます。自閉症の症状の数で自閉症診断は明確になりますが、必ずしも心理社会的転帰が悪いわけではありません。重度の"併存症"（例えば、ID、言語の障害、またはADHD）が何もなければ、自立し、充実した成人期を過ごすことは十分可能なのです（Helles 2016）。

　ごく一握りの自閉症の人は、最終的にきわめて悪質な罪を犯してしまいます。しかし、こうした犯罪は、早くに正確な診断が下され、心理教育的な対策を受けることができていたなら、防げたかもしれないのです。とはいえ、自閉症の人の圧倒的多数は、むしろ他の人々よりもきちんと法律を守っています。

## ［第4章］
# 発達性協調運動症（DCD）

## 発達性協調運動症（DCD）の歴史

　粗大・微細運動機能や協調運動の中等度の問題は（当然のことながら、重度の問題も）、日常生活場面における重大な機能障害の原因となる可能性があります。粗大運動または微細運動の発達が"遅れている"（これは多くの場合、基準から逸脱しているということです）と思われる子どもは、長い間、不器用だとか、動きがぎこちないとか、あるいは、ただの"運動オンチ"などと呼ばれてきました。不器用児症候群、統合運動障害、運動−知覚障害といった名称はすべて、1970年代前半に一般に使用されるようになったものです。そして、1980年代後半からは、こうした"不器用な"あるいは"協調運動が苦手な"子どもは、DSM-Ⅲ-R（APA 1987）に掲載され、広く受け入れられるようになった、発達性協調運動症（DCD）（DSM-Ⅲ-Rにおいては発達性協調運動障害）という独自の診断カテゴリーに分類されてきました。自転車の乗り方や、水泳やスケート、スキーの仕方を習得できない、あるいは、同年代と同じペースで集団競技に参加できないことが原因で、劣等感を抱き、"周りから浮いている"と感じるようになったり、社会から疎外されたり、しばしば不安症やうつ病になったりするのです。DCDは、依然として最も軽視されることの多いESSENCEの問題の１つであり、多くの臨床医が適切な診断を

下すことができないために、効果的な介入への道が阻まれています。注意欠如・多動症（ADHD）および／または自閉症の子どもは、DCDも併発していることがとても多いのですが、協調運動の問題は、どういうわけか他の疾患に伴うものとみなされ、ひじょうに多くの場合、気づかれることも、診断されることもなく、ましてや介入されることなどありません。臨床診療においても、また、調査研究においても、DCDをもっと重視する必要が大いにあります。

## 診断基準

DSM-5におけるDCDの診断基準はかなりあいまいです。臨床においては、この診断は手先や粗大運動機能が不器用で、全体的な動きの協調性が悪い若年者に対して下されます。さらに、運動検査からも、手の回内回外運動の困難さ（変換運動反復障害）、バランス（片足立ちなど）の困難さ、（例えば、両足の外側面を地面につけて歩く際の）逸脱した連合運動パターン、あるいは"古典的神経学的徴候"（異常な反射、軽度の痙縮、または極度の筋緊張低下など）を含む、多種多様な徴候が明らかになります。DCDの診断は、患者本人が苦しんでいる場合、もしくは、日常生活への適応機能に悪影響が出ている場合にのみ下されます。

## 有病率

いくつかの研究で、DCDがESSENCEグループで最もよく見られる問題のタイプであることが実証されてきました。すべての子どもの約5パーセントが、学齢期初期にこの障害の診断基準を満たしています（Kadesjö & Gillberg 1999）。男児が少なくとも2：1の割合で、女児よりも数でまさっているように思われます（男児の約7％、女児の約3％に障害が認められます）。DCDの症状は、成人期にはもはやDSM-5における診断カテゴリーのすべての基準

を満たすものではないかもしれませんが、大半は何年も、場合によっては何十年も、残り続けます。

## 症状

　DCDの運動の問題は、たいていはさまざまな種類の視知覚の問題と関連しています。聴知覚の困難さと感覚過敏および感覚鈍麻も、DCDときわめて関連の深い問題です。DCDを抱えているすべての人のうち、かなりの割合が顕著な自閉症的特性を持っています（逆もまた同様です）。

　DCDは、すべてのADHDの人の約半数、アスペルガー症候群の診断基準を満たす人のほぼ全員、また、言語の障害のある人の半数（失読症〔ディスレクシア〕の人もほぼ同率）に発生し、ESSENCEの傘下に入るほとんどすべての症候群に広く認められます。ただし、トゥレット症はDCDと無関係である可能性があり、その症例の大部分において、チックを除けば運動パフォーマンスは"正常"か、平均よりも優れていることさえあります。DCDには、おそらくは特に男児において、これに関連した不安症とうつ病のひじょうに高いリスクが伴います。というのも、男児はスポーツチームで貢献できなかったり、身体の動きがぎこちなく、格好悪く見えたりする場合に、女児よりもいじめられる傾向が強いからです。DCDにおける不安症とうつ病は、顕著な自閉症的特性を持つ人の場合、より一層明白に認められることが多々あります。例外的な症例として、DCDが子ども／青年の唯一の問題である場合もありますが、大多数は、運動の困難さと同時に、他のESSENCEの問題も併せ持っています。

　DCDはひじょうに多くの場合、一人歩きを始めるのが遅いこと（生後14カ月以降）と、幼児期の"運動への慎重さ"を感じさせる全体的な印象と関連しています。軽度から中等度の（実際には、ひじょうに顕著に認められることさえある）筋低張（筋緊張低下）は、多くの人に典型的に認められるものです。数は少ないのですが、筋緊張が逆に高く、筋緊張亢進と"痙縮"に近いケースもあります。さらに少数ですが、生後10〜18カ月ぐらいから床の上を座った

まま尻ばいで縦横に移動し、その後一人歩きを始め、後にDCDの診断基準を満たすようになる患者群もいます。DCDの子どもの中には、他の子どもとは異なり、"ハイハイ"をしない子もいます（そして、赤ちゃん／幼児の頃に1度もハイハイをせず、小児期にDCDと診断された人にとって、成人期になってからハイハイを習い始めることが役に立つという証拠は何もありません）。

　"発達の遅れ"を別として、最初に目につくDCDの症状は、きわめて多様だと言ってよいでしょう。顔の動きがほとんどない、普通ではない／"フラット"な表情、上半身と下半身の発達速度の違い（腕の発達が脚の発達に比べて、早かったり遅かったりします）、不正確で落ち着きのない／ぎくしゃくした動き、挟み握りの発達の遅れ、指さしの発達の遅れといったことが、一般的な最初の指標です。全体的な筋低張は、生後18～36カ月頃に最も明白になると考えてよいでしょう。この頃のDCDの子どもは干し草をつめた袋のように背中を丸めて座り、背筋を伸ばして座るのが明らかに難しいように思われます。

　3～4歳頃から、子どもが"不器用"で、身体の動きの協調性が悪いこと、また、スプーン、ナイフ、フォークを使って食べたり、クレヨンや鉛筆を使ったり、服を着たり脱いだり、靴を履いたり脱いだり、三輪車の乗り方を覚えたり、ボールをキャッチしたり（大きいボールでさえも）、簡単な動きの真似をするゲーム（例えば、げんこつやまのたぬきさん）に参加したりするのが難しいことが、ますますはっきりとしてきます。

　5～6歳頃からは、子どもが不器用で、"運動"にかかわるほとんどのことが難しいことが、さらに具体的に明らかになってきます。片足立ち、ケンケン、自転車に乗ること、バランスをとること、背筋を伸ばして歩くこと、スキーやスケートをすること、球技に参加すること、こぼさずに食べたり飲んだりすること、文字を書いたり絵を描いたりすること、鉛筆をしっかり握ること、歯磨きといった、他の子どもが何も考えずに"ただ行う"これらすべてのことが難しく、ともすれば不可能でさえあるのです。口の動きの問題が生活に支障をきたすこともよくあり、話し言葉に影響が出て、発音が不明瞭になったり、話すのが遅くなったりするほか、嚥下の問題が原因で喉を詰まらせたりします。夜尿症と便失禁の有病率も、DCDではない子どもに比べて

はるかに高くなります。


## 原因と危険因子

　DCDの根本的な原因と危険因子は、遺伝的要因に一部関連しており、親と兄弟姉妹が同様な問題を抱えている（あるいは過去に抱えていた）ことが、ひじょうに多くあります。また、DCDは、ADHD、自閉症、および話し言葉と言語の障害と"共通の遺伝子"によって強く結びついていますが、これについては、多くの近親者に、こうした症候群、障害および問題のすべてがさまざまに組み合わさって発生する率が高いことで実証されています。DCDの一部の症例では、脳障害との関連が知られている極早産および分娩時や新生児期の窒息などの、出生前期および周産期の危険因子とのつながりが認められます。


## 介入と治療

　現在、DCDに対しては、さまざまな課題指向型トレーニング（ウェイトトレーニングやトレッドミルトレーニングを含みます）〔訳注：課題指向型トレーニングとは、行為の状況や環境に配慮、行動目標を明確にした上で多様な文脈の中で課題を設定、さらには難易度を調整しながら反復練習を行うことにより、運動パフォーマンスの改善に導く治療方法（潮見泰藏編『脳卒中患者に対する課題指向型トレーニング』文光堂、2015年、p.36より）〕プログラムを伴う、十分に検証された介入と治療が存在します。最善の解決策は、必ずしもDCDの子どもを他の大勢の子ども集団（学校での体育の授業や球技など）に参加させることではありません。そのようなやり方は、しばしば羞恥心や怒り、そして自分を"ばかで格好悪い"と感じることにつながり、あからさまないじめの原因となり得るからです。

　"不器用"で身体の動きの協調性が悪い子どもにとっては、その困難さに気

づいてもらい、認めてもらうことが重要であり、家族や教師にとっては、そうした問題に"名前をつけてもらう"ことが重要なのです。DCDの子どもについて、それがあるがままの姿であり、怠けているわけでもなければ、"やってみようとしていない"わけでもないということを理解することが、子どもの自尊心と全般的な望ましい発達にとって大きな意味を持ちます。もし周囲の人が、本当の問題があるという事実と、子どもが日々の生活のあらゆる場面（体育の授業、スポーツ、球技、ダンス、食事時、衣服のすばやい着脱が必要な場面）で失敗するのは仕方がないことで、その問題は単に子どもが"しっかりやる"、"努力する"、あるいは"もっと練習する"ことでは解決できないのだと認めれば、うつ状態にあり、無気力で、同世代の中で孤立し、あからさまないじめを受けているDCDの若者の多くは、絶望感から抜け出せるのです。スプーンで食べたり、コップから飲んだり、靴紐を結んだり、Tシャツを着たり、ボールをとらえたり、鉛筆を握ったり、タイプをしたり、正しいボタンを押したりするために必要な特定のスキルの向上を目的とした、的を絞った課題指向型トレーニングプログラムは、十分に検証されており、あらゆる症例において利用されるべきでしょう（Polatajko & Cantin 2005）。このようなトレーニングは、個別または小集団でのセッションで実施し、大勢の他の子どもの前では行わないようにします。精神刺激薬による治療もまた、ADHDを併発しているDCDの患者群における微細運動技能の向上に有効と言えます。

## 転帰

　小児期に診断を受けたDCDの人のうち少数が、最終的には協調運動の困難さを"卒業"しますが、大多数の症例において、一部の"不器用さ"、動きのぎこちなさ、しくじり行動が、成人期を通じて残るでしょう。しかし、これはメンタルヘルスの転帰が一般に悪いという意味ではありません。早期介入により、関連のある小児期の問題の多くに好ましい影響を与えることができるのです。医療専門家は、小児期のDCDとうつ病／不安症との結びつきを

認識する必要があります。根底にDCDがある症例における憂うつな気分や不安の問題は、心理教育と課題指向型トレーニングによって緩和できる可能性が大いにあります。

# ［第5章］
# 話し言葉と言語の障害

　この短い章は、本書で最も長い章となる可能性も十分にありました。けれども、この分野を深く掘り下げるには、数世紀分の文献の徹底的な解説が必要となり、それは本書ではとても無理でしょう。

　運動面の異常はおそらく、子どもが最終的に重度の神経発達的または精神医学的問題を持つようになることを示す、最も初期の徴候です。しかし、これよりもはるかに明白でエビデンスに基づいた結びつきが、話し言葉の発達における早い時期の異常と小児期のESSENCEの問題との間に認められます。

　2歳半頃の話し言葉のスクリーニング検査が、数年後のフォローアップの際に、ESSENCEの疾患があることを示すリスクが著しく高い子どもをできるだけ多く発見するための、最も確実かつ効果的な方法であることに、疑いの余地はありません。2歳半の子どもで、（1）50語を話すことができない、（2）簡単な口頭指示を理解できない、（3）明瞭に話すことがとても難しいために、最も身近な家族以外の人に自分が言うことを理解してもらえない場合、ESSENCEを伴っていることがひじょうに多いのです。学齢期早期のフォローアップでは、こうした子どもの3分の2以上が、単なる話し言葉の困難さにとどまらない深刻なESSENCEの問題を持ち、残りのほぼすべてが、長引く話し言葉の問題や失読症（ディスレクシア）関係の困難さを抱えていることが明らかになります。

## 有病率

多くの国で、未就学児（2.5〜6歳）の話し言葉と言語の障害の有病率は、およそ4〜5パーセントと推定されてきました。ちなみに、女児よりも男児の方にはるかに多く認められます。子どもの"特異的な"言語の障害という考え方は、かつてはかなり広く受け入れられていましたが、この2、30年間の研究から、（言語刺激の欠如を原因としない）言語の障害は、通常、数多くのその他のESSENCEの問題と関連していることが明らかになりました。つまり、言語の障害はまったく"特異的"ではないということです。話し言葉と言語の遅れだけが認められるケースはきわめてまれですが、特定の家族に発生することが、確かにあります。

資料5.1　話し言葉と言語の障害（DSM-5に基づく、語音症・言語症・小児期発症流暢症（吃音）・社会的（語用論的）コミュニケーション症）
出典：日本精神神経学会（日本語版用語監修）、髙橋 三郎・大野 裕（監訳）：DSM-5 精神疾患の診断・統計マニュアル、p40-41、43-47、医学書院、2014

---

語音症
A.　会話のわかりやすさを妨げ、または言語的コミュニケーションによる意思伝達を阻むような、語音の産出に持続的な困難さがある。
B.　その障害は効果的なコミュニケーションに制限をもたらし、社会参加、学業成績、または職業的能力の1つまたは複数を妨げる。
C.　症状の始まりは発達期早期である。
D.　その困難さは、脳性麻痺、口蓋裂、聾、難聴などのような先天性または後天性の疾患、頭部外傷、他の医学的疾患または神経疾患などによるものではない。

言語症
A.　複数の様式の（すなわち、話す、書く、手話、あるいはその他）言語の習得および使用における持続的な困難さで、以下のような言語理解または言語産出の欠陥によるもの。
　(1)　少ない語彙（単語の知識および使用）
　(2)　限定された構文（文法および語形論の規則に基づいた文章を形成するために、

---

単語と語の末尾を配置する能力）

(3) 話法（1つの話題や一連の出来事を説明または表現したり、会話をしたりするために、語彙を使用し文章をつなげる能力）における障害

B. 言語能力は年齢において期待されるものより本質的かつ量的に低く、効果的なコミュニケーション、社会参加、学業成績、または職業的能力の1つまたは複数において、機能的な制限をもたらしている。

C. 症状の始まりは発達期早期である。

D. その困難さは、聴力またはその他の感覚障害、運動機能障害、または他の身体的または神経学的疾患によるものではなく、知的能力障害（知的発達症）または全般的発達遅延によってはうまく説明されない。


小児期発症流暢症（吃音）

A. 会話の正常な流暢性と時間的構成における困難、その人の年齢や言語技能に不相応で、長期間にわたって続き、以下の1つ（またはそれ以上）のことがしばしば明らかに起こることにより特徴づけられる。

(1) 音声と音節の繰り返し

(2) 子音と母音の音声の延長

(3) 単語が途切れること（例：1つの単語の中での休止）

(4) 聴き取れる、または無言状態での停止（発声を伴ったまたは伴わない会話の休止）

(5) 遠回しの言い方（問題の言葉を避けて他の単語を使う）

(6) 過剰な身体的緊張とともに発せられる言葉

(7) 単音節の単語の反復（例：「I-I-I-I see him」）

B. その障害は、話すことの不安、または効果的なコミュニケーション、社会参加、学業的または職業的遂行能力の制限のどれか1つ、またはその複数の組み合わせを引き起こす。

C. 症状の始まりは発達期早期である〔注：遅発性の症例は307.0（F98.5）成人期発症流暢症と診断される〕。

D. その障害は、言語運動または感覚器の欠陥、神経損傷（例：脳血管障害、脳腫瘍、頭部外傷）に関連する非流暢性、または他の医学的疾患によるものではなく、他の精神疾患ではうまく説明されない。


社会的（語用論的）コミュニケーション症

A. 言語的および非言語的なコミュニケーションの社会的使用における持続的な困難さで、以下のうちすべてによって明らかになる。

(1) 社会的状況に適切な様式で、挨拶や情報を共有するといった社会的な目的でコ

ミュニケーションを用いることの欠陥

(2)　遊び場と教室とで喋り方を変える、相手が大人か子どもかで話し方を変える、過度に堅苦しい言葉を避けるなど、状況や聞き手の要求に合わせてコミュニケーションを変える能力の障害

(3)　会話で相づちを打つ、誤解されたときに言い換える、相互関係を調整するための言語的および非言語的な合図の使い方を理解するなど、会話や話術のルールに従うことの困難さ

(4)　明確に示されていないこと（例：推測すること）や、字義どおりでなかったりあいまいであったりする言葉の意味（例：慣用句、ユーモア、隠喩、解釈の状況によっては複数の意味をもつ語）を理解することの困難さ

B.　それらの欠陥は、効果的なコミュニケーション、社会参加、社会的関係、学業成績、および職業的の遂行能力の1つまたは複数に機能的制限をもたらす。

C.　症状は発達期早期より出現している（しかし、能力の限界を超えた社会的コミュニケーションが要求されるまでは、その欠陥は完全には明らかにならないかもしれない）。

D.　その症状は他の医学的または神経疾患、および言語の構造や文法の領域における能力の低さによるものではなく、自閉スペクトラム症、知的能力障害（知的発達症）、全般的発達遅延、および他の精神疾患ではうまく説明されない。

## 症状〔訳注：資料5.1参照〕

　言語の障害のある子どもは、音韻体系（語音）と構音、文法、意味（単語が何を意味するのかを理解すること）、および／または語用（意思伝達のための言語の使用）に困難さがあると考えられます。影響を受ける領域が多いほど、障害が重く、多くの機能が損なわれる傾向があります。とはいえ、1つの領域にのみ異常があり、その領域での障害がきわめて深刻な子どももいます。

　言語の障害の一般的な症状としては、表出性言語（自分が思うことを言い表す能力）の発達の遅れ、不明瞭な話し方、話し言葉の理解の困難さ、少ない語彙、低い叙述能力、反復／言い淀み（吃音を含みます—下記参照）、および話し言葉でのコミュニケーション能力の障害（発話障害を含みます）があげられます。

　語用困難（すなわち、コミュニケーションの困難さ）は、自閉症に典型的で

す。自閉症の診断基準を完全には満たしていない、言語の障害のある子どもの多くが、重大な語用の問題を抱えています。言語聴覚士は、このような子どもに、意味論的・語用論的言語の障害または社会的コミュニケーション症という診断を下すことがあります。後者の診断には、自閉症に認められる社会性・コミュニケーションの困難さと同じ症状が、程度の差はありますが必要です。このような症状が、自閉症関連の疾患ではなく言語の障害と分類されることは、特に多くの親にとって混乱を招くものです。

　重度の言語の障害のある未就学児は、しばしば低学年の間ずっと困難さを抱え続けますが、これらは時間とともに変化していく可能性があります。例えば、発音と構文の問題は、最終的にはさまざまな読み書きの困難さへと移行していくと考えられます。

　話し言葉の発達に遅れがある子どもの4人に3人は、学齢期になると他のESSENCEの問題の症状を示します。これは多くの場合、発達性協調運動症（DCD）、失読症（ディスレクシア）および注意欠如・多動症（ADHD）の組み合わせとして現れますが、顕著な自閉症的特性を伴う場合もあれば、伴わない場合もあります（北欧諸国で数十年間にわたり、DAMP症候群〔注意・運動制御・認知における複合的障害〕として知られています）。

　吃音とは、通常の会話の流れにおける、自分の意志とは関係のない繰り返し（つっかえがちな、とぎれとぎれの話し方）、引き伸ばし（"うー"、"えー"）、および中断によって特徴づけられる、主として話し言葉の障害です。また、吃音の人は、会話をすることや会話が求められる場面を、何としても避けるための行動をとることがたびたびあります。多くは、話をすることを恐れ、それから逃れるために、個々の単語を避けることから話をする場面を避けることまで、ありとあらゆるさまざまな戦略を駆使します。幼い子どもの場合、自分の吃音行動から感情面に影響を受けることはほとんどありませんが、十代に近づくにつれて、多くの子どもが心配し始めたり、自分の疾患について恥ずかしいとさえ感じたりするようになります。

　一部のトゥレット症（第8章参照）の人には、"つっかえがちな"繰り返しととぎれとぎれの話し方を伴う、強迫的とも言える一種の吃音が見られます。

　（2、3カ月以上継続する）吃音は、少なくとも20人に1人の子どもと40人

に1人の大人に発生します。吃音は男性の方が有意に多いと考えられていますが、いくつかの研究は、女性の方が自分の吃音を隠すのがうまいために、診断を下される可能性が低いことを示しています。

## 原因と危険因子

　言語の障害および／またはその他のESSENCEの問題は、ひじょうに多くの場合、話し言葉の遅れがある子どもの遺伝的要因と関連があります。遺伝的要因と、限定された言語刺激（例えば、親や兄弟姉妹が子どもにめったに話しかけないため）との組み合わせは、必ずしも珍しいことではありません。他のESSENCEの症例と同様に、妊娠・出産中あるいは生後1年以内の特定の脳損傷は、重度の言語の障害を引き起こす原因となり得ます。22q11.2欠乏症候群（第13章参照）などの遺伝的症候群も、一部の症例において根本的な原因となる可能性があります。

## 介入と治療

　介入プログラムは主として、検査とその結果に関する情報提供、教育上の調整、および言語聴覚士による治療的介入から構成されるべきです。他のESSENCEの症例と同様に、検査は話し言葉と言語のみに限定してはいけません。話し言葉と言語の障害を治療する際には、併存症への対処がしばしば最も重要な側面となります（Miniscalco 2007）。吃音に関しては、特別な言語聴覚士による治療的介入があります。

## 転帰

　話し言葉と言語の障害だけを見ると、その予後はきわめて多様です。通常、

一部の症状は何年間も持続し、一生涯残ることさえあります。子どもが就学する頃には問題が消えてしまったかのように見えることもありますが、実際には、語彙の制限、音韻や構音の困難さ、読み書きの困難さが長引くのが普通です。多くが最終的に失読症（ディスレクシア）と診断され、ときには成人期になってから診断が下されることさえあります。

　吃音が完全に消えることはまれですが、小児期に適切な治療を受ければ、自分には障害があるという認識が最小限に抑えられます。しかし、深刻な吃音の問題が成人期まで続けば、それは口に出せない重大な苦悩の源となる可能性があるのです。

# ［第6章］
## 知的発達症（ID）および学習上の問題

　知的発達症（ID）の徴候について説明したり、話したりするために使われる言葉は、過去200年にわたり、何度も変遷を経てきました。この2、30年間でさえも、公式用語が数回変更され、現在の用語と過去の用語には部分的な一致さえありません。2013年にDSM-5でIDに取って代わられるまでは、"精神遅滞"という用語が最も使用されていました。IDは必ずと言ってよいほど、ESSENCE、深刻な脳機能不全、あるいはさまざまな種類の重度の身体障害、神経障害および／または精神障害と関連しています。

## IQ検査の歴史

　知能検査（IQ検査）は、1905年にフランスで、アルフレッド・ビネーとテオドール・シモンによって発表されました。このIQ検査（IQ＝知能指数）の目的は、子どもの認知（"知的"理解）能力を測定し、学校で適切な教育的刺激を提供できるようにするものでした。1930年代には、ルイス・ターマンとモード・メリルが、ビネーが発案した測定尺度を元に独自の検査を開発しました。1930年代後半から1940年代にかけて、デイヴィッド・ウェクスラーがウェクスラー児童用知能検査（WISC）とウェクスラー成人用知能検査（WAIS）を開発し、1960年代には、ウェクスラー幼児用知能検査（WPPSI）

を発表しました。ウェクスラーの尺度は、それ以来、国際的に最も広く使用されるようになったIQ検査で、西欧諸国のほぼすべてにおいて、定期的に再標準化が行われています（Wechsler 2008, 2012, 2014）。

さらに、子どもの（実年齢と対比させた）発達年齢を測定するために、幼い子どもに使用される"発達"尺度（またはDQ検査）もあります。現在最も頻繁に使用されている尺度のいくつかは、ルース・グリフィスとナンシー・ベイリーによって開発されたものです。

IQ検査は、一般人口の平均値を100とし、全人口の3分の2が85〜115の範囲内（これが"正常"または"平均"と言われます）に収まるものと解釈されます。IQが70〜84の範囲内であれば、"境界線の知的機能"（BIF）、"平均以下の知能"、または"非特異的な学習の問題"といった言葉が広く使われます。IQが70未満の場合、現在は"知的発達症"（ID）という言葉が受け入れられています。

最も優れた、そして最も広く使用されているIQ検査は、今や75年以上も前から存在する形式のもの（例えば、WISCおよびWAIS）で、言語的および非言語的神経心理学的機能を個別に検討し、解釈することができるさまざまな下位検査を含んでいる点で、真の意味での"神経心理学的検査"です。さらに、多様な下位検査を組み合わせて、全般的なIQ、言語性・非言語性IQ、および多種多様な"領域"のIQのスコアを算出します。

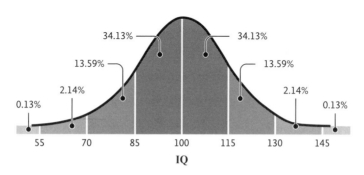

図6.1　"正規分布"曲線

IDは、検査の結果IQが70未満であり、かつ、その低いIQ が適応機能のレベルに明らかな影響を及ぼしている場合に（適応機能がIQのスコアに相当するレベルと同じか、それより下でなければなりません）、診断名として使用される用語です。多くの国で、IDと診断された人を対象とした特別な法律が整っています。例えば、特別な教育と日常生活における支援を受ける権利が定められています。

　BIFは、DSM-5におけるいわゆるzコードで（障害／疾患コードではなく、さまざまな"問題"に関するコード）、IQレベルが約70〜84の範囲内であり、日常生活において適応の困難さを併せ持つことにかかわる問題を明示するために使用されます。一部の国では、BIFは現在、"全般的な学習の問題"と呼ばれています。

　IDの診断は、本人が（適切に／専門的な）検査を受け、（通常は最低6〜12カ月の間をあけた）2回の検査でIQレベルが70未満となり、日常生活における適応機能の問題に関する明確なエビデンスがあるという評価に基づいたものでなければなりません。また、その診断は、十分な訓練を受けた医師と心理士による総合評価の後に、通常は経験豊かな教育専門家の助力を得て、初めて下されるべきです。IDのある人の大半は、他のESSENCEの問題や別の精神障害または神経障害を抱えているため、ホリスティックで包括的な神経発達・神経精神医学的評価が、精密診断（および小児期に最初にIDと診断された後、数年から数十年にわたって繰り返す必要がある検査）において必須となります。

　BIFの診断も、同じような方法で行わなければなりません。現在、BIFという診断をめったに下さなかったり、さらには控えたりする傾向すらあります。しかし、BIFはIDとほぼ同様に、他のESSENCE、精神障害および神経障害と強く関連しており、自閉症や注意欠如・多動症（ADHD）との診断を受ける人の多くが、実は、"神経精神医学的な"自閉症やADHDといった診断よりもBIFとの方が関連の強い、日常生活にかかわる問題を多数抱えています。そのため、最善の教育環境と支援をできるだけ早く実施できるように、これらの問題を認識することが不可欠なのです。

## 有病率

　学齢期の子どもの一般人口のおよそ2.5パーセントにIDがあります
が、10歳以前にIDと正しく診断されるのは、このうちの半数に届きません
(Gillberg & Söderström 2003)。これほどの過少診断は、おそらく、IDの診断
を下すこと／受けることの心理的困難さと、IDの症例において、成人期の
完全な自立に関する見通しがあまり好ましくないことを、親と"専門家"の両
方が知っているという事実と関連しています。

　これとは別に、全人口の10〜13パーセントがBIFを持っています。彼らは
IDと診断されることはありませんが、それでも、論理能力は平均よりかな
り低いものです。この患者群には、通常、家庭や学校での適応手段が提供さ
れないことを考えれば、うつ病や不安症、および反抗的行動などの問題が、
IDと診断された患者群よりもさらに高率で発生することが多いのもうなず
けます。

　迅速かつ正確な行動と、十分な読み書きの技能が求められる社会では、認
識されていないBIFやIDが、学業成績という点でも、また、（どんどん低下す
る自信が原因の１つとなる）不安症、うつ病および反社会性の発達という点で
も、問題を引き起こすことはほぼ当然と言えます。

　認識されていない知的能力の問題から生じる適応機能レベルの低さは、お
そらく現代社会における精神医学的問題と精神障害の最も重要な根本的原
因の１つですが、臨床診療でこれらを結びつけることはめったにありませ
ん。IDやBIFの診断の代わりに、うつ病、不安症、反抗挑発症（ODD）およ
びADHDといった診断が、しばしば下されます。これらの診断は正しいの
かもしれませんが、BIFやIDと診断しないことで、さらなる不安症などが引
き起こされてしまうのです。

　多種多様な研究の結果は、数多くの未治療のESSENCE症例における好ま
しくない転帰が、"IQ85未満"によってもたらされているという見解を、間接
的に支持しています。例えば、自閉症の場合、好ましくない転帰のカテゴリ
ーにおける分散の大部分が、低いIQによって説明されます。

残念ながら、近年のBIFに関する系統的研究や、BIFがきちんと認められ適切な教育的支援が提供されない限り、BIFそのものがメンタルヘルスの不調の一因となるという事実に関する系統的研究は、比較的少数です。成人精神医学（ときには児童青年精神医学も）、一般内科、およびリハビリテーションにおいて、BIFの臨床的意義が一般に過小評価されています。

資料6.1　DSM-5に基づく知的発達症
出典：日本精神神経学会（日本語版用語監修）、髙橋 三郎・大野 裕（監訳）：DSM-5 精神疾患の診断・統計マニュアル、p33、医学書院、2014

---

知的能力障害（知的発達症）は、発達期に発症し、概念的、社会的、および実用的な領域における知的機能と適応機能両面の欠陥を含む障害である。以下の3つの基準を満たさなければならない。
A.　臨床的評価および個別化、標準化された知能検査によって確かめられる、論理的思考、問題解決、計画、抽象的思考、判断、学校での学習、および経験からの学習など、知的機能の欠陥
B.　個人の自立や社会的責任において発達的および社会文化的な水準を満たすことができなくなるという適応機能の欠陥。継続的な支援がなければ、適応上の欠陥は、家庭、学校、職場、および地域社会といった多岐にわたる環境において、コミュニケーション、社会参加、および自立した生活といった複数の日常生活活動における機能を限定する。
C.　知的および適応の欠陥は、発達期の間に発症する。
注：診断用語である**知的能力障害**は、知的発達障害というICD-11の診断用語と同義である。本書では**知的能力障害**という用語が使用されているが、他の分類体系との関係を明確にするため、両方の用語が見出しに使用されている。さらに、米国の連邦法規（公法111-256、ローザ法）は、**精神遅滞を知的能力障害**という用語に置き換え、学術誌は**知的能力障害**という用語を使用している。したがって、**知的能力障害**は医学、教育、その他の専門職、また一般市民や支援団体により広く使用される用語である。
▶**現在の重症度を特定せよ**（**表1**を参照）
　　　　317（F70）**軽度**
　　　　318.0（F71）**中等度**
　　　　318.1（F72）**重度**
　　　　318.2（F73）**最重度**

---

## 症状

　あらゆる"ESSENCEの徴候"は、その子どもがIDを持つことを示す最初の前兆と言えます。中等度および重度のID（IQが約50未満）の場合、運動機能、話し言葉と言語、および全般的な認知能力に関する深刻な早期発達の遅れが、多くの場合において見られます。

　BIFの症例では、最初の初期症状は、"遅れ"、軽度から中等度の学習の問題、および注意／集中の困難さの組み合わせであることが多いです。BIFは一般に、子どもが学齢期になるまでは、単独で重大な問題を引き起こすことはなく、就学後に、しばしば学習困難あるいは全般的な行動面の問題として現れます。

　BIFが"未診断"のまま、また、小児期や青年期を通して気づかれることさえなく過ぎるのは、珍しいことではありません。このような場合、不安の問題や、うつ病およびADHDのような症状が、特に学校環境で目立つようになり、主たる根本的な問題のBIFではなく、不安症、うつ病、ADHDと診断される可能性があります。おそらく、さらに頻繁に起こるのは、BIFと気づかれない十代の若者が無断欠席するようになり、不良グループに引き込まれ、反社会的な人物とみなされるようになることです。


## 原因と危険因子

　重度のIDを抱えるほぼすべての人は、ダウン症や18トリソミー症候群などの染色体異常、結節性硬化症（TS）や神経線維腫症（NF）といった遺伝性疾患、胎児性アルコール症候群（FAS）やバルプロ酸症候群（VAS）を含む中毒性／催奇性症候群から、極早産後の脳損傷症候群、出産時仮死、および生後2、3年以内の重度の脳感染症まで、1つまたは複数の特定可能／診断可能な原因を持っています。それほど重度ではないIDの場合、すべての症例の約半数から3分の2において、原因と考えられるものを見出すことが

できます。残りの症例は、IQの"正規"分布のきわめて低いレベルにいることから、IDと診断されています。

　BIFの症例の大多数も、IQの正常域の底辺にいることで、IQが低いとされます。一部の症例は、胎児期や生後間もない時期に起こった神経系の損傷、また、まれなケースでは、初期の刺激の欠如や不適切な養育が原因となっています。


## 介入と治療

　個々の認知能力のレベルに合わせた適切な個別教育を受けることが、IDのすべての症例において最も重要です。重度および中等度のIDがある人の大半は、就学前に発見され、きちんと診断を受け、治療を受けることになります。しかし、より軽度のID（IQ約50〜70）については、学齢期に達しても正確な診断が下されないことが多く、青年期や成人期になって初めて診断が下される場合があります（それどころか、まったく見逃されてしまうこともあります）。

　BIFの場合は、早期発見と教育の適切な調整、そして訓練の実施もきわめて重要です。特に、何年も続くことがひじょうに多い情緒面と行動面の問題が変化していくことを考えれば、定期的に（例えば、毎年、または3年に1回）フォローアップを受けられる場を提供することが鍵となります。残念ながら、本書執筆時点では、この患者群のごく少数にしか、系統的な教育調整が行われていません。

　適切な教育方策とその他の介入を提供する前には、本人の認知機能レベルの検査が必要です。情緒面、行動面、および／または"神経精神医学的問題"を持つ子どもと青年、また、さまざまな種類の適応機能の欠陥と学習の問題を持つ子どもを診察するすべての専門家は、そうした問題が、本人の認知機能レベルに関連している可能性を認識しておく必要があります。臨床的な判断をする必要があり、また、最善の診断にたどり着くためには、通常は認知／神経心理学的検査を実施しなければなりません。もし検査結果がIDまた

はBIFの可能性を示しているなら、少なくとも初回検査が6〜7歳頃以前に行われた場合には、通常、再検査を含む新たなアセスメントを、およそ1年後に実施するべきです。初回検査で患者の"真の"認知レベルを過大評価も過小評価もしていないことを確かめるために、しばしば再検査が必要となります。


## 転帰

　低学年時の2回以上の検査で推定されたIQは、一般に、時間が経過してもひじょうに安定した指標であり、ほとんどのいわゆる精神医学的診断よりも、はるかに信頼できます（これとほぼ同様に安定している診断名は、おそらく自閉症のみでしょう）。初期の極端な剥奪はIQの"低下"をもたらす可能性があり、ひじょうに初期の刺激はIQを"高める"場合がありますが、これは、一定の限定された範囲内においてです。IQと学業成績の関係は強いものですが、決して直線的ではありません。

　就学前にすでに診断を下されたIDのある人の場合、成人期における完全に自立した生活に関しては、予後が比較的悪くなります。

　BIFのある人は、IQがいわゆる正常範囲内の人よりも、他のESSENCEの問題を抱える率がはるかに高いことを心に留めておくことが重要です。これらの問題（それがADHDであれ、発達性協調運動症〔DCD〕であれ、あるいは話し言葉と言語の障害であれ）は、たいていの場合、さまざまな種類の治療／介入が可能であり、この点については、IQが85以上でこうした問題を持つ子どもの状況と変わりはありません。

　IDの成人期の転帰は、学齢期のIQと適応機能だけでなく、関連するESSENCEの問題（例えば、ADHDやDCD）とその他の疾患／障害（染色体異常、てんかん、および脳性麻痺など）にも関係があります。

　BIFの転帰や予後については、一般化することはできません。しかし、学齢期に気づかれず、（教育的方法およびその他の方法による）介入を受けなかった学習の問題が、学業不振や人間関係における失敗のひじょうに高いリス

クにつながることに、疑う余地はないと言えます。いじめを受けるリスクも著しく高まります。関連のある他のESSENCEの問題の割合がきわめて高いことを考えれば、BIFの若者達の十代前半以降の精神医学的問題や適応の問題のリスクが大幅に高いのも、驚くには当たりません。

限局性学習症は、歴史的に2つのカテゴリーに分類されてきました。すなわち、失算症としても知られている算数の困難さと、失読症（ディスレクシア）と呼ばれることがある読み書きの困難さです。とはいえ、失読症と読み書きの困難さは、実際には一部しか重なりあっていません。失読症は、一般知能が低いことが原因ではない読み書きの困難さを示すために、1世紀以上にわたって使用されてきた診断カテゴリーです。一方、普段から使われていて、ますます一般的になりつつある"読み書きの困難さ"という言葉は、（一般知能と読み書き能力の差がある）失読症と、少なくとも一部の困難さが多少なりとも全般的な学習困難に原因がある症例との、両方を指しています。

## 有病率

人口の数パーセントが限局性学習症を抱えており、一般知能が低いことが原因と容易には言えない学習困難（算数や読み書きの困難さ）を1つまたは複数、併せ持っています。こうした人の多くは、全般的な学習困難がある人と同様に、話し言葉と言語の障害、注意欠如・多動症（ADHD）、運動症群、および／または自閉症的特性や自閉症などの、他のESSENCEの問題を伴っています。

## 診断基準

限局性学習症と診断されるには、以下の4つの基準を満たしていなければなりません。

1. 以下の分野の少なくとも1つに困難さがあり、その困難さを対象とした支援にもかかわらず、少なくとも6カ月間それが存在している:
   a. 読字の困難さ
   b. 読んでいるものの意味を理解することの困難さ
   c. 綴字の困難さ
   d. 書字表出の困難さ
   e. 数字の概念、数値、または計算を理解することの困難さ
   f. 数学的推論の困難さ
2. その子どもの学業的技能は、年齢に期待されるよりも著明に低く、学校、職場、または日常活動において問題を引き起こす。
3. 成人期（学業面、職業面、日常活動面での要求が大きくなる）まで、重大な問題を経験しない人もいるが、そうした場合でも、その困難さは学齢期に始まる。
4. 学習困難は、知的発達症、視覚または聴覚の問題、神経疾患（例えば、小児脳卒中）、経済的または環境的不利益などの逆境、指導不足、もしくは発話／言語理解の困難さなどの、他の事情によるものではない。

診断は、観察と検査、面談、家族歴および成績表を併用して下されます。

## 学習障害の種類：失読症、書字障害、失算症

失読症は、読字の困難さを指す言葉です。失読症の人は、ページ上に見える文字を、それが表す音声に結びつけるのが苦手です。その結果、読むのが

遅く、努力を要するようになります。読むことは失読症の人にとって、すらすらと進められる作業ではないのです。

失読症の人は、青年や大人も含めて、読字を伴う活動（娯楽のための読書、説明書を読むこと）を、可能であれば避けようとすることが多々あります。そして、画像や映像、音声などの別の伝達手段に、しばしば引き寄せられます。

**書字障害**は、自分の考えを紙に書き記すことの困難さを説明するために使われる言葉です。書くことの問題には、綴字、文法、句読法、および手書きの困難さがあげられます。

**失算症**は、数に関連した概念の学習や、数値計算を行うための記号や関数の使用における困難さを説明するために使われる言葉です。算数の問題には、数の概念、数学的事実の記憶、数値計算、数学的推論、および数学的問題解決に関する困難さがあげられます。


## 症状

限局性学習症の最初の症状としては、読み書きや数え方の学習における困難さがあります。これらの困難さに先立ち、多くの場合、話し言葉の遅れが見られ、ときには早い段階で言語聴覚士に相談をすることになりますが、その後就学時には、言語発達が"正常になった"ように見えることがあります。うつ病、不登校、あるいは無断欠席などの問題が加わることもよくあります（たいていは、概して未診断で自分の問題に気づいていない子どもが、無力感を覚えたり、自分をばかだと感じたりすることが原因です）。


### 青年期後期および成人期の症状

学習の困難さが未診断かつ未治療のまま過ぎてしまった子どもと青年は、その後の人生で、うつ病、不安症、不登校、無断欠席、および社会的不適応

などの二次症状によって、おもに気づかれます。


## 原因と危険因子

　失読症と失算症は遺伝的要因と強く関連しており、ほとんどの症例において、1人以上の近親者が同様な問題を抱えています。しかし、とりわけ親の問題については、特に、綴字に問題があるだけで診断を受けるほどではないかもしれないときには、見過ごされてしまうことがあります。
　失読症も失算症も、大多数の症例において、脳機能における特異的変異か先天性脳形態異常が原因である可能性が高いと考えられます。


## 介入と治療

　一般的な治療法はなく、介入は個々の具体的な症例に合わせて行わなければなりません。しかし、早期診断と情報提供、個別教育、および長期にわたるフォローアップは、かなり役立つ傾向が見受けられます。例えば、就学前に童謡を練習するなど、失読症の二次的な影響を軽減できる予防策があります。問題を抱えるようになることが見込まれる子ども（例えば、失読症が頻繁に発生している家系の子ども）の場合は特に、きわめて幼い頃に読み方を学ぶことでよい結果がもたらされるということを示唆する研究もあります。


## 転帰

　一般的な予後を示すことはできませんが、限局性学習症を見逃されている人（そのために、学校でまったく支援を受けていない人）の多くが、成長過程で苦労することに、疑問の余地はありません。

[第8章]
# トゥレット症およびその他の
# チック症群

## トゥレット症の歴史

　ジャン＝マルタン・シャルコーの弟子であったジョルジュ・ジル・ド・ラ・トゥレットは、1880年代に、パリで働く神経科医としての自らの臨床経験に基づき、現在彼の名を冠する症候群について初めて報告しました。トゥレットは運動チック、音声チック、および"汚言症"（"汚い" 言葉を声に出して言わずにはいられないこと）の三つ組みについて説明しました。そして、この障害は退行性で、これに苦しんでいる患者は、日常機能が次第に低下していくとの結論を下しました。しかし、トゥレットよりもかなり前に、ジャン・マルク・イタールというパリで働く別のフランス人医師が、身分の高い貴族階級のある女性に見られた典型的な症例について述べていたのです。その女性の汚言症は、それ以外の点では上品な彼女の態度に反するものでした。イタールは1800年代前半に、古典的自閉症の症例（アヴェロンのヴィクトール）について、初めて記した人物でもありました。イタール以前にも、これらの特徴を示す症例についての記述があり（15世紀の記述を含みます）、悪魔祓いによる治療や、汚言症の場合は口にさるぐつわをかませる治療がなされていました。

　20世紀には、トゥレット症の病因を理解しようと、神経学と精神分析学の

理論が多用されてきましたが、この障害が神経精神医学的症候群として一般に受け入れられるようになったのは、ほんの過去30年間のことです。


## 有病率

　チック（運動チックと音声チックの両方）は、低学年から中学年の子どもにひじょうによく見られますが、多彩な運動チックと音声チックが組み合わさった障害があるのは人口のわずか約１パーセントで、トゥレット症と診断される可能性があるのはこの患者群です。

資料8.1　DSM-5に基づくチック症群
出典：日本精神神経学会（日本語版用語監修）、髙橋 三郎・大野 裕（監訳）：DSM-5 精神疾患の診断・統計マニュアル、p79-80、医学書院、2014

---

注：チックとは、突発的、急速、反復性、非律動性の運動または発声である。

**トゥレット症／トゥレット障害**

A. 多彩な運動チック、および１つまたはそれ以上の音声チックの両方が、同時に存在するとは限らないが、疾患のある時期に存在したことがある。

B. チックの頻度は増減することがあるが、最初にチックが始まってから１年以上は持続している。

C. 発症は18歳以前である。

D. この障害は物質（例：コカイン）の生理学的作用または他の医学的疾患（例：ハンチントン病、ウイルス性脳炎）によるものではない。

**持続性（慢性）運動または音声チック症／持続性（慢性）運動または音声チック障害**

A. １種類または多彩な運動チック、または音声チックが病期に存在したことがあるが、運動チックと音声チックの両者がともにみられることはない。

B. チックの頻度は増減することがあるが、最初にチックが始まってから１年以上は持続している。

C. 発症は18歳以前である。

D. この障害は物質（例：コカイン）の生理学的作用または他の医学的疾患（例：ハンチントン病、ウイルス性脳炎）によるものではない。

E. トゥレット症の基準を満たしたことがない。

**▶該当すれば特定せよ**

---

運動チックのみを伴う

　　音声チックのみを伴う

**暫定的チック症／暫定的チック障害**

A.　1種類または多彩な運動チックおよび／または音声チック

B.　チックの持続は最初にチックが始まってから1年未満である。

C.　発症は18歳以前である。

D.　この障害は物質（例：コカイン）の生理学的作用または他の医学的疾患（例：ハ
　　ンチントン病、ウイルス性脳炎）によるものではない。

E.　トゥレット症または持続性（慢性）運動または音声チック症の基準を満たしたこ
　　とがない。

# 症状

　チックとは、（患者以外の人にとっては）予測不可能で突発的、一見不随意
的で非律動的な、1つまたは複数の筋群がけいれんし収縮する運動チック、
あるいは、声、音、言葉や文が突発的に出てしまう音声チックのことです。

　チックには、"単純性"のもの（2、3の筋群にのみ影響）もあれば、"複雑
性"のもの（強迫的、反復的、けいれん性ですが、いくつかの異なる筋群の
ほぼ協調した運動）もあります。

　最初の明白なチック症状（運動チックと音声チックの両方）は、多くの場合、
6〜7歳頃に現れますが、チックに似た行動が、その年齢よりもずっと前に、
ときには1歳の時点ですでに発生していたと推測できることもしばしばあり
ます。後にトゥレット症との診断を受ける人は、多くの場合、頭を激しく上
下に振ること、頭を回すこと、極度の多動、衝動性制御の欠如が、幼児期か
ら見られます。

　チックが最も顕著で多彩なのは思春期に至るまでであることが多く、その
後は軽減するか、あるいは、ストレスに関連した筋緊張の増加や休息中の緊
張低下に応じて、より断続的になることが多いです。一時的にかなり重症に
なり（それに先立ち、ムズムズ感、刺すような痛み、または皮膚や筋肉が伸びる
ような感覚を発作的に感じます）、その結果、大きな適応上の問題が生じるこ
ともありますが、短期間あるいはひじょうに長い期間「風と共に去る」こと

もあります。

運動チックと音声チックはそれ自体、日常生活機能を大いに損なうものですが、実際に患者や家族が相談や治療を求める最も一般的な理由は、一方では注意欠如、衝動性、および多動（しばしばこれらは注意欠如・多動症〔ADHD〕という別の診断の根拠となるほど顕著です）、他方では重度の強迫症（OCD）の症状を含む、併存／関連症状であることがきわめて多いのです。神経精神症状について医療サービスに相談に来るトゥレット症の人のほぼすべてが、ADHDまたは／およびOCDの診断基準を満たしており、チックだけではなく、主としてこれらの問題に関する介入を必要としています。

後にトゥレット症との診断を得る幼い子どもは、しばしばひじょうに衝動的であり、冷淡で無慈悲な、他者や動物の苦しみに無関心とみなされるような数多くの好ましくない活動に関与した経験を持ちますが（"恐ろしい"、"サイコパスのような"）、中には臆病かつ心配性で、顕著な自閉症的特性を示す子もいます。

成人期において、チックが単に"個性の一部"のように受け取られるのは珍しいことではありませんが、その一方で、ADHDやOCD関連の問題はより一層際立ち、衝動性制御の欠如や、深刻な強迫観念と強迫行為の原因となります。これはときとして、対称性の極端な要求や、壁にかかっている物を常にまっすぐにしたり、自分や他者の服装や言葉の間違いを正したりするなどの、強迫行為として見られます。このことが次には、脱抑制や無礼、人の話を聞けないといった印象の原因となる可能性があります。突発的な予期せぬ発声も、吃音や話し言葉の中断と同様によくあることです。

トゥレット自身が重要で診断に役立つと考えた症状、すなわち汚言症は、この症候群を抱える大多数の人にとっては代表的な症状ではありませんが、社会的に不適切で無神経だとみなされるような方法で自己表現をする傾向が、多くの患者にあります。ごく一部ではありますが、"真の"重症な汚言症は確かに存在し、それは性的フェティシズムや露出症と関係があると言えます。

# 原因と危険因子

　トゥレット症を含むチック症は、ESSENCEの領域の他の多くの問題と同じく、遺伝性が高いものです。このことは、臨床的に診断可能な障害として分類するほど深刻ではないものの、チックになりやすいとされるケースについても当てはまります。

　あるチック症の患者群は、おそらく、さまざまな感染症がその原因であるか、少なくとも強く関連している、もしくは、遺伝的素因がある中で感染が引き金となっていると思われます。この特別な患者群においては、問題がしばしばきわめて深刻かつ複雑で、ADHDやOCDの症状が見られたり、ときには小児急性発症神経精神症候群（PANS）や溶連菌感染症関連小児自己免疫性神経精神疾患（PANDAS）との診断が下されたりします（第12章参照）。

　チック自体が重大な機能障害をもたらすほど深刻であるのは、比較的珍しいことです。すでに述べてきたように、トゥレット症は通常、ADHDまたはOCDと、あるいはひじょうに多くの場合、その両方と関連しています。自閉症的特性も顕著に認められることがあり、トゥレット症とアスペルガー症候群の診断が、同じ人に下される場合もあります。青年期と成人期にしばしば重大な機能障害をもたらすのは、そうした併存症なのです。

　多くの研究が、トゥレット症では前頭葉による脳の他の部位の制御が不十分であること、また、これが脳の基底核の機能不全の原因と考えられること、（それが次に強迫観念と強迫行為につながる場合があること）を示しています。一部の研究からは、トゥレット症の人の場合、チックが見られない人よりも、前頭葉が早く成長することが明らかになりました。これは、前頭葉による制御が当初から欠けていることを、脳が補おうとしているものと解釈され、こうした徴候が、重度のトゥレット症の人にたびたび認められる強迫的傾向と制御的行動を、年齢とともに増加させる原因となることを示唆するものです。前頭葉の最も重要な機能は、知的機能、実行機能、とりわけ"制御"機能だからです。

# 介入と治療

ほとんどの他のESSENCEの状態と同様、診断と詳細な情報（チック自体は一般に危険ではなく、深刻な病気が潜んでいることや、次第に悪化していく危険を示すものではないという情報を含みます）の提供が、介入の基礎となります。（浴室で、または他の人がいないときに１人で行う）適切な"チック活動"のための"チック集め"などの具体的なアドバイスは、しばしばひじょうに好ましい効果をもたらしますが、そのようなアドバイスが役に立たず、チックが制御できない症例もあります。経験豊富な医師や心理士による認知行動療法（CBT）は、症例によっては大いに効果を上げることができます。

チックは、比較的少量の非定型抗精神病薬を含む、数多くの薬物で治療することができます。しかし、患者が他のESSENCEの問題に苦しんでいないのなら、多くの場合、診断を下し、チックは実際のところ、長期間症状が消えることや完全になくなって再発しないことさえあるという、理にかなった心理教育と情報を提供し、さらに、ストレスとチックとが関係している一方で、リラクセーションもチックと関係しているとの情報を伝えれば十分です。チック自体が筋緊張や頭痛、筋肉痛を引き起こすこともあり、患者の症状をより深く理解するために、周囲の人は情報に通じておく必要があるでしょう。

トゥレット症があるADHDやOCDの人は、通常通り、精神刺激薬やその他のADHD薬、および／または選択的セロトニン再取り込み阻害薬（SSRIs）、および／またはCBTによって治療されるべきです。精神刺激薬を用いるとチックが悪化するという誤解が広まっていますが、実際には精神刺激薬で一般に多動が減少し、そのためにチックが目立つようになるのです（一方、精神刺激薬なしでは、多動がチックを"かき消して"しまいます）。少数の症例では、精神刺激薬による治療で確かにチックが増加していますが、それよりもはるかに多くの症例において、症状の全体的なレベルに低下が見られるように、チックも実際に減少しています（Comings 1995）。

## 転帰

　成人期以前に診断されたトゥレット症では、多くの場合、患者は成人期も引き続き、さまざまな種類（吃音を含みます）のチックにひじょうになりやすく、その頻度と多彩さは、ストレス、ストレスのあとのリラクセーション、感染症およびその他の疾病に左右されると推測されます。ADHDやOCDの症状は、通常、成人期にも残りますが、時間とともに障害が目立たなくなっていくこともあります。ごく少数ですが、見通しが暗く、疾患のために一生を通じて著しく機能が損なわれてしまう場合もあります（Coffey *et al.* 2000）。

　症状が生涯にわたり残ってしまう多数の症例においてさえ、しばしば素晴らしい人生をおくれますし、職業面と社会面の両方での成功もよくあることです。創造的で衝動的な、そして大いに成功を収めている、トゥレット症を抱えている人々、または、かつて抱えていた人々の例は、数多くあるのです。

# 第9章

# 選択性緘黙（場面緘黙）

選択性（selectiveまたはelective）緘黙は、1877年に（糖尿病性昏睡時の"クスマウル呼吸"を発見した）アドルフ・クスマウルによって初めて報告されましたが、彼はこれを"随意性失語症"（自分の意志で口を利かないこと）と呼んでいました。50年後、精神分析医のソフィー・モルゲンシュテルンがこの疾患を"心因性緘黙"と呼び、1934年にスイスの精神科医モーリッツ・トラメールが"選択性（elective）緘黙"という用語を初めて定めました。そして、現代の言葉で言えば、この疾患は成人期以前のパーソナリティ障害だと主張しました。

"選択性（elective）緘黙"という用語は、（DSM-Ⅲへの記載を含め）50年以上使われ続けてきましたが、その後、（子どもが注意深い考察の後に、特定の人達と話をしないことを決めたという言外の意味を弱めるために）"選択性（selective）緘黙"に取って代わられました。〔訳注：elective mutism（緘黙）は「話すことを拒否する」という意味あいが強いのに対して、selective mutismは何らかの理由で「特定の場面で話すことができない」という意味あいが強い。〕選択性緘黙には一般によく知られている俗説が数多くあり、その中でも有名な話の1つが、選択性緘黙とは、（ジェーン・カンピオンの映画『ピアノ・レッスン』で描かれたように）自らの意志で沈黙をもって周囲を罰する方法だというものです。今日この診断は、子どもが話し言葉で表現することができるのに、何か未知の理由で、特定の集団（通常は近親者）以外と、どうしても言

葉を話そうとしない場合にのみ下されます。


## 有病率

　選択性緘黙は、一部の国や文化で、他の所よりも目立って多く見られるように思われます。例えば、1997年のスウェーデンの研究によれば、1000人に1〜2人の子どもが診断基準を満たしており、それは当時のフィンランドの有病率の10分の1であることがわかりました。最近では、"平均の"有病率は、一般にすべての学童の0.5パーセントと報告されています。女児の方が男児よりも多く、報告によれば、全症例の3分の2を占めています。

資料9.1　DSM-5に基づく選択性緘黙
出典：日本精神神経学会（日本語版用語監修）、髙橋 三郎・大野 裕（監訳）：DSM-5 精神疾患の診断・統計マニュアル、p193、医学書院、2014

> A. 他の状況で話しているにもかかわらず、話すことが期待されている特定の社会的状況（例：学校）において、話すことが一貫してできない。
> B. その障害が、学業上、職業上の成績、または対人的コミュニケーションを妨げている。
> C. その障害の持続期間は、少なくとも1カ月（学校の最初の1カ月だけに限定されない）である。
> D. 話すことができないことは、その社会的状況で要求されている話し言葉の知識、または話すことに関する楽しさが不足していることによるものではない。
> E. その障害は、コミュニケーション症（例：小児期発症流暢症）ではうまく説明されず、また自閉スペクトラム症、統合失調症、または他の精神病性障害の経過中にのみ起こるものではない。


## 症状

初期症状
　この疾患は通常、未就学期の終わり頃に急激に進行する"社会的場面／状

況での無言"として始まりますが、子どもが就学するまで、それどころか十代前半になるまで、診断されないまま過ぎてしまうことがしばしばあります。子どもの早期発達に関する詳細な調査からは、自閉症、言語の障害、あるいは運動異常を示していたと思われる初期症状が明らかになることが多いのですが、これらは一般に、何らかの早期相談には至らなかった傾向が見られます。

### 未就学期末期から青年期までの症状

子どもは家庭では比較的うまくやっていると報告されますが、幼稚園や保育所／学校ではほぼ完全に無言です。多くの子どもが、家ではかなり話をするかもしれませんが、たとえそうであっても、家を離れた社会的な場では、まったく何も言わないか、せいぜいときたまささやく程度です。カタトニアのような症状や、パーキンソン病に似たぎこちない動きのパターン、また、反応性アタッチメント障害（RAD）の"凍りついた凝視"を思わせる症状もよく見られます。一部の症例では、この問題は極端な要求回避あるいは病的要求回避（PDA）にほぼ等しいものです。

綿密な調査により、反復性拮抗運動テスト（手首を素早く回す動き）の結果に異常が見られる神経と筋肉に関する問題、軽度から中等度の話し言葉と言語の問題、および注意と集中の困難さが、しばしば明らかになります。すでに述べたように、顕著な自閉症的特性はひじょうによく見られ、かなり多くの症例で、自閉症の診断基準を満たすことさえあります。


## 原因と危険因子

近年、選択性緘黙はますます、対人恐怖症／不安症の別の形、もしくは根底にあるESSENCEの問題の表出の、いずれかであると考えられるようになってきました。イェーテボリでの研究は、選択性緘黙のすべての子どもと青年のうち、かなり多くの割合が、対人恐怖症に加えて、自閉症や自閉症に似た症状を持つことを示しています。また、多くの患者が、いわゆるカタトニ

アを思わせる行動を示し、ぎこちない動きのパターンと、RADに見られるいくつかの症状（第11章　反応性アタッチメント障害を参照）に似た症状、例えば"凍りついた凝視"を伴っています。今のところはまだ、特異的な誘発因子は確定していませんが、自閉症に見出されたものと部分的に一致する遺伝的多様性や遺伝子の突然変異を示唆する研究もあります。

## 介入と治療

複数の手段を用いた多様な認知行動療法（CBT）が、選択性緘黙の治療に使われてきました。緘黙や対人恐怖症に関連した症状が著しく減少する好ましい結果が数多く報告されていますが、ランダム化比較研究はまったく行われていません。

フルオキセチン〔訳注：日本では未承認薬〕などの選択的セロトニン再取り込み阻害薬（SSRIs）も、単独またはCBTとの組み合わせのいずれかにより使用され、ほどほどに好ましい結果が得られてきました。抗パーキンソン病薬（例えば、プラミペキソール）を使った治療も、一部の特定の症例においては有効との報告がなされてきました。

多くの症例を扱った個人的な経験からすると、ときには転校が、ほぼ即座に劇的な改善をもたらすことがあります。このような症例では、子どもの行動の異常が増えることで、逃れられない状況ができあがってしまうという悪循環の中で、つまり、これまで何年もそうであったように"奇妙である"ことを、同級生達から絶えず期待される中で、症状が次第に悪化してきた可能性がきわめて高いように思われます。自分の行動について、誰も何ら特別な期待を抱いていない環境に移ることが、"正常化"につながるのです。

すべてのESSENCEの問題の中で、選択性緘黙は最も治療が困難な疾患の1つです。子どもとその家族が最良の転帰を確実に得られるように、彼らとかかわる医師および心理士の知識と経験を結集することが、大いに求められています。

## 転帰

　選択性緘黙の長期的予後に関するデータはほとんどありません。臨床経験によれば、多くは最終的に緘黙関連の症状が見られなくなりますが、その一方で、自閉症的症状は成人期まで残ります。奇妙なことに、一部の子どもは極端におしゃべりで"社交的な"大人になるのです。しかし、このサブグループの規模や、このような予期せぬ成長をもたらす可能性がある原因については、まだわかっていません。

　青年期以降に発症する摂食障害（例えば、神経性やせ症や神経性過食症）は、背景にESSENCEがあることが多いのですが、現在はESSENCEに分類されていません。これはおもに、摂食障害の診断基準となる症状が、小児期早期に発症するものではないからです（Råstam 1990）。DSM-5とICD-11にはいずれも、回避・制限性食物摂取症（ARFID）という新しい診断名が記載されています。これは、ひじょうに多くの場合、発症が小児期早期であることから、他の摂食障害とは別のものとして、本書に含めました。

## 有病率

　すべての未就学児のうち数パーセントが、専門家による支援やアドバイスは必要ありませんが、食行動の問題を短期間経験しています。ARFIDの具体的な有病率は明確ではありませんが、2、3の研究で、生涯有病率が5パーセントを超えることが示されています。スウェーデンと日本で行われた予備研究によれば、未就学児の有病率は少なくとも3パーセントです。ARFIDはESSENCEにおいて、特に自閉症の診断基準を満たす患者群の中では、明らかにきわめて一般的です。男児と女児ではリスクはほぼ等しいように思われますが、このことは、患者の大多数が女性である神経性やせ症や神

経性過食症とは大きく異なっています。ARFIDは小児期早期や青年期にのみ発症するものではなく、成人期に初めて発症することもあります。ただし、多くの遅発症例において、幼児期に問題があったことが事例報告で示唆されています。成人期に発症するARFIDは、自分が"グルテン不耐性"だと（実際には証明されていないのに）主張する人に、特によく見られるように思われます。

## 診断基準および症状

　ARFIDは、機能障害をもたらす、支援が必要となる食物摂取の制限で、幼い子どもの体重減少や期待通りに体重が増えないこと、栄養不良、経管または特別な方法での栄養摂取が必要になること、および／または重度の社会適応機能障害のうちの1つまたはそれ以上を引き起こすものと定義されます。

　ARFIDには、口部の感覚過敏（自閉症にきわめて典型的に認められるような、刺激への全般的な感覚過敏または感覚鈍麻にしばしば関連があります）を伴うものや、未知の理由から食べることを頑なに拒否することがより顕著な特徴とされるもの、食欲不振と食べるのが遅いことが目立つものなど、さまざまな症状別のサブグループがあります。

　この障害は、通常、小児期に発症しますが、どの年齢でも見られ、また、機能を損なう可能性があります。自閉症とARFIDが併発している症例では、生後1年以内に摂食障害を発症し、それが最も治療困難な問題の1つとなっていることがあります。

資料10.1　DSM-5に基づくARFID
出典：日本精神神経学会（日本語版用語監修）、髙橋 三郎・大野 裕（監訳）：DSM-5 精神疾患の診断・統計マニュアル、p328、医学書院、2014

> A. 摂食または栄養摂取の障害（例：食べることまたは食物への明らかな無関心；食物の感覚的特徴に基づく回避；食べた後嫌悪すべき結果が生じることへの不安）で、適切な栄養、および／または体力的要求が持続的に満たされないことで表さ

れ、以下のうち1つ（またはそれ以上）を伴う：

(1) 有意の体重減少（または、子どもにおいては期待される体重増加の不足、または成長の遅延）

(2) 有意の栄養不足

(3) 経腸栄養または経口栄養補助食品への依存

(4) 心理社会的機能の著しい障害

B. その障害は、食物が手に入らないということ、または関連する文化的に容認された慣習ということではうまく説明されない。

C. その摂食の障害は、神経性やせ症または神経性過食症の経過中にのみ起こるものではなく、自分の体重または体型に対する感じ方に障害をもっている形跡がない。

D. その摂食の障害は、随伴する医学的疾患によるものでなく、または他の精神疾患ではうまく説明できない。その摂食の障害が他の医学的疾患または精神疾患を背景として起きる場合は、その摂食の障害の重症度は、その状態または障害に通常関連するような摂食の障害の重症度を超えており、特別な臨床的関与が妥当なほどである。

▶該当すれば特定せよ

寛解状態：かつて回避・制限性食物摂取症の診断基準をすべて満たしていたが、現在は一定期間診断基準を満たしていない。

## 原因と危険因子

　本書を印刷する時点では、ARFIDとの特別な関連が十分に立証された原因や危険因子は、まだありません。食物に関連した嫌悪感が食べ物の好き嫌いの間接的な原因と指摘されており、ARFIDのある人は、摂食／栄養摂取行動の問題がない人と比較して、そうした嫌悪感が強い可能性があります。あるARFIDのサブグループには自閉症的特性との強い結びつきが見られ、この患者群における原因は、自閉症に関して広く実証されている原因と同様なのではないかと考えられます。

## 介入と治療

　現在ARFIDに対する十分な裏づけのある特別な治療法は１つもありませんが、自閉症の行動原則の分析とそれに関連した治療法が、臨床診療で好ましい効果を発揮することが多々あります。重症の場合、ARFIDの治療は摂食障害の専門家（自閉症に適用される介入の原則全般にも深い見識を持つ専門家が望ましいでしょう）の手にゆだねるべきです。

　ARFIDは、一般にその他のESSENCEの問題や精神障害（不安症やうつ病など）とつながりがありますが、おそらくは特に胃腸系の、より具体的に特定できる身体障害や疾病との関係も多く認められます。併存症の治療は、摂食行動障害の治療と併せて行わなければなりません。他の障害が、それだけで症状の原因を説明できると考えられる場合は、ARFIDの診断を決して下してはいけません。


## 転帰

　現在、数カ所の機関でARFIDの長期前向き研究が進められていますが、その結果はまだ利用できません。また、いくつかの後ろ向き研究も発表されましたが、その結果は疑わしいものです。これらの研究の中には、神経性やせ症や神経性過食症よりもはるかに好ましい予後を示すものもありますが、その一方で、一部の症例では予後がきわめて悲観的だという、より暗い見通しを示唆するものもあります。この障害の集団研究は始まったばかりだということを考えれば、ARFIDに起こり得る予後について何かより明確なことを語るのは、今のところ不可能です。

# 第11章

# 反応性アタッチメント障害（RAD）
# および脱抑制型対人交流障害（DSED）

アタッチメントの障害は、抑制型の反応性アタッチメント障害（RAD）と、脱抑制型の脱抑制型対人交流障害（DSED）という２つのサブグループに分類されます。DSM-5では、この２つは同じ登録コードを共有しています（資料11.1、11.2参照）。

## RAD/DSEDの歴史

オーストリア系アメリカ人精神科医ルネ・スピッツは、1940年代初めに、入院していた幼い子どもの"依存抑うつ"について記述しました。1940年代には、イギリス人精神科ソーシャルワーカーのジェームス・ロバートソンとジョイス・ロバートソンが、（映像記録を含む）観察を通じて、乳幼児期の分離の影響について実証しました（Robertson & Robertson 1971）。同じ頃、ジョン・ボウルビィは、後に不仲になってしまったジェームス・ロバートソンと一部協力して、独自のアタッチメント理論を展開しました。これらの観察と理論から、最終的に、幼児期の児童虐待、暴行、および不適切な養育の（大半は証明されていない）影響を記述するための、"反応性アタッチメント障害（RAD）"という臨床用語が生み出されました。この用語は、社会福祉事業や家庭向けの事業だけでなく、児童青年精神医療サービスにも多大な影響を及

ぼしてきましたが、この疾患に関する実証研究はきわめて限られたものでした。現在、さらなる研究が実際に進められているところで、RADの原因に関する数多くの仮説が、不十分または不正確であることが証明されています。

## 有病率

　抑制型の反応性アタッチメント障害は、おそらく脱抑制型よりもはるかに珍しいでしょう。これら2つの型を合わせると、この疾患は全学童のおよそ1パーセントに発生していますが、いわゆる恵まれない地域や社会経済学的に不利な地域では、それよりもやや多いものと思われます。ESSENCEの状態は、一般に男児により多く見られますが、RAD/DSEDに関しては、男女比はまだ完全には明らかになっていません。抑制型と脱抑制型は、それぞれの症状は著しく異なりますが、通常は（注意欠如・多動症〔ADHD〕の多動型と不注意型がひとまとめにされているのとほとんど同じように）、どちらもRADとして分類されています（Minnis *et al.* 2013）〔訳注：ここではMinnisらの論文をベースに「反応性アタッチメント障害（RAD）は、虐待やネグレクトに関連した社会的機能の障害であり、抑制型（警戒、監視行動）と抑制解除型（過剰友好行動）の2つのサブタイプがある」という立場で説明しているが、DSM-5では、アタッチメントの課題として、抑制型のRADと脱抑制型のDSEDの2つを区別している（資料11.1および11.2参照）〕。

資料11.1　DSM-5に基づく反応性アタッチメント障害（RAD）
出典：日本精神神経学会（日本語版用語監修）、髙橋　三郎・大野　裕（監訳）：DSM-5 精神疾患の診断・統計マニュアル、p263-264、医学書院、2014

---

A.　以下の両方によって明らかにされる、大人の養育者に対する抑制され情動的に引きこもった行動の一貫した様式：
 (1)　苦痛なときでも、その子どもはめったにまたは最小限にしか安楽を求めない。
 (2)　苦痛なときでも、その子どもはめったにまたは最小限にしか安楽に反応しない。
B.　以下のうち少なくとも2つによって特徴づけられる持続的な対人交流と情動の障

---

害

(1) 他者に対する最小限の対人交流と情動の反応

(2) 制限された陽性の感情

(3) 大人の養育者との威嚇的でない交流の間でも、説明できない明らかないらだたしさ、悲しみ、または恐怖のエピソードがある。

C. その子どもは以下のうち少なくとも1つによって示される不十分な養育の極端な様式を経験している。

(1) 安楽、刺激、および愛情に対する基本的な情動欲求が養育する大人によって満たされることが持続的に欠落するという形の社会的ネグレクトまたは剥奪

(2) 安定したアタッチメント形成の機会を制限することになる、主たる養育者の頻回な変更（例：里親による養育の頻繁な交代）

(3) 選択的アタッチメントを形成する機会を極端に制限することになる、普通でない状況における養育（例：養育者に対して子どもの比率が高い施設）

D. 基準Cにあげた養育が基準Aにあげた行動障害の原因であるとみなされる（例：基準Aにあげた障害が基準Cにあげた適切な養育の欠落に続いて始まった）。

E. 自閉スペクトラム症の診断基準を満たさない。

F. その障害は5歳以前に明らかである。

G. その子どもは少なくとも9カ月の発達年齢である。

**▶該当すれば特定せよ**

**持続性**：その障害は12カ月以上存在している。

**▶現在の重症度を特定せよ**

反応性アタッチメント障害は、子どもがすべての症状を呈しており、それぞれの症状が比較的高い水準で現れているときには**重度**と特定される。

資料11.2　DSM-5に基づく脱抑制型対人交流障害（DSED）
出典：日本精神神経学会（日本語版用語監修）、髙橋 三郎・大野 裕（監訳）：DSM-5 精神疾患の診断・統計マニュアル、p266-267、医学書院、2014

A. 以下のうち少なくとも2つによって示される、見慣れない大人に積極的に近づき交流する子どもの行動様式：

(1) 見慣れない大人に近づき交流することへのためらいの減少または欠如

(2) 過度に馴れ馴れしい言語的または身体的行動（文化的に認められた、年齢相応の社会的規範を逸脱している）

(3) たとえ不慣れな状況であっても、遠くに離れて行った後に大人の養育者を振り返って確認することの減少または欠如

(4) 最小限に、または何のためらいもなく、見慣れない大人に進んでついて行こう

とする。

B. 基準Aにあげた行動は注意欠如・多動症で認められるような衝動性に限定されず、社会的な脱抑制行動を含む。

C. その子どもは以下の少なくとも1つによって示される不十分な養育の極端な様式を経験している。

　⑴　安楽、刺激、および愛情に対する基本的な情動欲求が養育する大人によって満たされることが持続的に欠落するという形の社会的ネグレクトまたは剥奪

　⑵　安定したアタッチメント形成の機会を制限することになる、主たる養育者の頻回な変更（例：里親による養育の頻繁な交代）

　⑶　選択的アタッチメントを形成する機会を極端に制限することになる、普通でない状況における養育（例：養育者に対して子どもの比率が高い施設）

D. 基準Cにあげた養育が基準Aにあげた行動障害の原因であるとみなされる（例：基準Aにあげた障害が基準Cにあげた病理の原因となる養育に続いて始まった）。

E. その子どもは少なくとも9カ月の発達年齢である。

▶**該当すれば特定せよ**

**持続性**：その障害は12カ月以上存在している。

▶**現在の重症度を特定せよ**

脱抑制型対人交流障害は、子どもがすべての症状を呈しており、それぞれの症状が比較的高い水準で現れているときには**重度**と特定される。

## 症状

アタッチメント障害のより一般的なタイプ（DSED、すなわち脱抑制型）は、出しゃばりで、過度に図々しい、見知らぬ人との身体接触を不適切に求めるなどの身体的行動を特徴とします。それとは異なり、抑制型（RAD）では"凍りついた凝視"が際立っています。つまり、知らない人に会う際に、何か恐ろしいことが起こると予想しているかのように固まってしまい、怖がったり、警戒したりするようになる傾向が見られるのです。このような子どもは、自分の世話をおもにしてくれる人達との交流についてさえも、相反する感情を強く抱いており、そうした人達からの慰めをほとんど、あるいは、まったく求めようとしない傾向があります。

# 原因と危険因子

　RADとDSEDは、定義の上では、虐待や不適切な養育と（それらだけが原因ではないにせよ）関連があります。そのような振る舞いがあったことと、子どもの身体的・感情的ニーズが満たされてこなかったことが確定しなければ、この診断は与えられません。しかし、大変興味深いことに、全症例の少なくとも3分の1は、虐待や不適切な養育があったという証拠が一切ないにもかかわらず、RAD/DSEDの症状を示しているのです。このような症例は、RAD/DSEDと診断するべきではありません。

　実は、不適切な養育や虐待がRAD/DSEDの症状を引き起こすという確たる証拠はありません。しかし、虐待／不適切な養育とESSENCEの症状との間の強いつながりが、おもに遺伝的要因に由来しているという指摘はあります。つまり、ESSENCEの問題を抱えている親には、概して（遺伝が原因で）同様な問題を持つ子どもがおり、この組み合わせが、衝動的な行動と"炎上"（短気で、忍耐力に欠け、衝動性制御が苦手な親は、同じ行動上の問題を共有している子どもに対して、軽はずみで衝動的な、的はずれのやり方で反応することがしばしばあります）というはるかに大きな危険をもたらすというわけです。

　本書でRAD/DSEDを取り上げたのは、これらを持つほぼすべての子どもに他のESSENCEの問題の症状が見られ、ときには、話し言葉と言語の障害、自閉症、および／またはADHDなどの疾患の診断基準を満たすほどであることが理由です。


# 検査、治療、および介入

　RAD/DSEDの症状を示す子どもには、常に、包括的な神経精神医学的検査と評価が必要です。そのような子どもの心理社会的状況を詳しく調べるだけでなく、よく見られるESSENCEの問題（特に自閉症、ADHD、話し言葉と言語の障害、読み書きの困難さ、および知的発達症〔ID〕）のすべてについての

包括的な観察、検査および評価も行わなければなりません。ほとんどの場合、親もまた、神経精神医学的評価を受ける必要があります。

多くの場合、子どもとその親の両方に、ESSENCEの問題に関する何らかの治療が必要です。心理社会的状況への対処法は、アタッチメントに焦点を絞ったさまざまな介入から、子どもに（ときには親にも）社会的ケアサービスを受けさせることまで、個々の症例によって異なります。

## 転帰

RAD/DSEDの長期的予後は、代表的な患者群の長期フォローアップがなされてこなかったため、ほとんどわかっていません。

# 第12章

# 小児急性発症神経精神症候群 （PANS） および溶連菌感染症関 連小児自己免疫性神経精神疾患 （PANDAS）

## PANS/PANDASの歴史

　およそ25年前、米国の小児科医スーザン・スウェドは、急性発症型の重度の強迫症状を示す子どもの中には、溶連菌感染症が問題のきっかけ、または、原因とさえ考えられる子がいるという理論を打ち立てました（Swedo *et al.* 2012, 2017）。スウェドの理論は、米国国立精神衛生研究所内の専門科で働いていた彼女自身の臨床経験に基づいています。スウェドは研究所で、溶連菌感染症が原因と一般に考えられているリウマチ熱を患っているとき、あるいは、患った直後に、チックに似た奇妙な運動症状と、強迫観念や強迫行為を伴う、いわゆるシデナム舞踏病を発症した子ども達を目にしたのです。スウェドはその疾患を、溶連菌感染症関連小児自己免疫性神経精神疾患（PANDAS）と名づけました。

## PANSの診断基準

　後に、この症状を示す多くの症例が、溶連菌感染症とは関係がないことが明らかになったため、今ではこの症候群は、小児急性発症神経精神症候群

（PANS）と呼ばれています。米国国立精神衛生研究所によるPANSの診断基準を資料12.1に示します。（軽度のESSENCEの問題があったかもしれませんが）深刻な神経精神医学的症状はこれまでなかった子どもに、強迫観念や強迫行為、チック、または摂食障害のきわめて急な発症と、（分離不安症、注意欠如・多動症〔ADHD〕タイプの症状、自閉症的特性、および夜尿症などの）別の重い神経精神医学的症状とが同時に見られることが、典型的な特徴と考えられています。

資料12.1　米国国立精神衛生研究所（NIMH）/世界保健機関（WHO）によるPANSの診断基準

---

A.　突然の劇的な、強迫症または重度の摂食制限の発症

B.　以下の7つのカテゴリーのうち少なくとも2つの、同様に重度で急性発症の、新たな神経精神医学的症状が同時に存在すること：不安；情緒不安定または抑うつ；いらだたしさ、攻撃性、またはひどく反抗的な態度；行動面の（発達の）退行；学業成績の悪化；感覚異常または運動異常；睡眠障害、夜尿症、または頻尿を含む身体的徴候および症状

C.　症状は、シデナム舞踏病、全身性エリテマトーデス、トゥレット症／症候群などの既知の神経学的または医学的障害ではうまく説明されない。PANSが疑われる患者の診断のための精密検査は、これらおよびその他の関連のある障害を除外できるほど、十分に包括的なものでなければならない。併存症状の性質によって必要な評価が決定され、それには、MRIスキャン、腰椎穿刺、脳波その他の診断検査が含まれる場合がある。

---

## 有病率

　強迫観念や強迫行為、チック、摂食障害その他の神経精神障害の重い症状が、たった数時間から2、3日の間に生じる子どもがいるということ、また、PANSの発症は急であり、その症状の現れる速さによって、他のESSENCEと区別されるということが、現在、比較的幅広く受け入れられていますが、PANSの特異性については、今なおいくらか論争があります。

　PANSはおそらく、めったに見られないものですが、シデナム舞踏病と重

なりあう部分がかなりあると思われます。シデナム舞踏病の特徴は、多くの場合、顔や手足の協調性の悪い、ぎこちない動きと表現される運動症状で、ほかにも多種多様な神経精神医学的症状が認められます。この重なりあう部分のために、多くの症例で、PANSとシデナム舞踏病のどちらの診断が最もふさわしいのかを決めることが難しくなります。スウェーデンとスコットランドの施設における最近の研究からは、これら2つの症状の重複がきわめて顕著であることが明らかになりました（Johnson *et al.* 2019）。

　およそ1000人に1人以上の若者がPANSを患っているという可能性は低いようです。男女比は約1：1と思われます。


## 症状

　多くのPANSの症例において、新たな重い症状が急性発症する前に、軽度から中等度のESSENCEの症状がありました。アスペルガー症候群、軽度ADHD、自閉症的特性、軽度チックなどが、新たな急性かつ重度の症状の（4〜18歳での）発症前に、しばしば何年間も存在していたのです。これらの新たな症状は、ほとんどの場合、突如として現れますが、おもに目立つのは、極端な強迫観念、強迫行為、および／または急性の深刻な摂食の問題、破局的な分離不安、集中の困難さ、軽症のものから劇症のものまで含めた自閉症的特性、チックと、精神病に似た、極端な多動や自傷行為を伴うカオス的行動のようです。夜尿症を急に発症するのも、珍しいことではありません。


## 原因と危険因子

　正確な原因はわかっていません。症例の約3分の1は、溶連菌感染症と何らかの関係があります。それ以外は、マイコプラズマ感染症や重度のウイルス感染症の直後に見られます。

　多くの症例が何らかの免疫不全に関連しているという仮説があり、患児の

およそ半数から3分の2に、何らかの免疫疾患（例えば、糖尿病、乾癬、甲状腺疾患、または関節リウマチ）を抱えている第1度近親者がいます。

数少ない症例において、患者が古典的な統合失調症と一致する臨床像を示すようになることが、長期フォローアップから明らかになりました。

## 臨床の場での評価と検査

すべての症例で詳しい包括的な臨床評価が必要ですが、これは、ESSENCEとPANSに関する深く幅広い臨床経験を持つ、専門施設で働く医師と心理士が行うのが望ましいでしょう。"以前のESSENCE"と"新たなPANS"とを区別できるように、新たな（および以前の）症状が生じたときの詳しい状況を、慎重に評価しなければなりません。詳しい病歴と感染因子の評価が必要です。それぞれの症例で必要な評価は異なるでしょう。しかし、脳波（睡眠中も含みます）、特定の病原体（例えば、溶連菌やマイコプラズマ）に対する抗体検査、そして、ほかに考えられる原因のうち抗NMDA受容体脳炎とその他の自己免疫性脳炎を除外するために、ときには腰椎穿刺が必要となるのは珍しいことではありません。特異的遺伝子型判定検査や自己免疫に関する特別な検査も行わなければならないでしょう。

## 治療

PANSと診断されている症例に、どの治療法を試みなければならないか、または試みるべきであるかを判断する際に利用できる、一般に受け入れられている明確なガイドラインは、現在ありません。しかし、すべての症例で、抗炎症薬（ステロイドを含みます）、ペニシリンV、および免疫グロブリン静注療法（IVIG）について検討し、議論するべきです。ほとんどの症例で、長期フォローアップと治療について、同じチームによるモニタリングを数年間にわたって行う必要があります。

## 転帰

　個別の症例の転帰を予測することはできません。これは1つには、PANS
の症例の代表的な患者群に関する長期的な追跡研究がないことが理由です。
けれども、病気を発症してから2、3年後には健康でとてもうまくやってい
る患者もいれば、重い症状や慢性的に衰弱した状態を繰り返す患者もいるこ
とは確かです。早期の治療がどれだけ功を奏するのか、また、いったい何が
最善の治療法と言えるのかさえも、まだわかっていません。

# [第13章]
# 行動表現型症候群（BPS）

　典型的なあるいは比較的均一な精神医学的特性／症状をもたらすことが実証されている、何百もの遺伝性疾患があります。多くの場合、ただし決して常にというわけではありませんが、そのような疾患は、顔面の軽い異常、心臓の欠陥、手足の骨格構造の異常などの典型的な身体的変化としても現れます。行動表現型症候群（BPS）の例としては、ダウン症候群、脆弱性X症候群（FraX）、結節性硬化症（TS）、22q11.2欠乏症候群、ヌーナン症候群、ターナー症候群およびクラインフェルター症候群があります。胎児性アルコール症候群（FAS）／胎児性アルコール効果（FAE）／胎児性アルコール・スペクトラム障害（FASD）、胎児性バルプロ酸症候群（VAS）（母親が妊娠中にバルプロ酸ナトリウムを服用している場合に発生する可能性があります）、サリドマイド症候群も、このグループに含まれます（Gillberg & O'Brien 2000）。

　すべてのBPSには、いくつかの重要な特徴が共通して見られます。(1)それぞれの疾患は珍しいものです（すべての子どもの約１％に影響を与えているFASおよびFAEを除きます）。(2)原因がわかっています。(3)患者家族が出会う可能性が高い専門家の大半は、疾患についてほとんど何も知りません。(4)たいていの場合、患者家族は、同じ症候群に対処している他の家族と、たくさんの貴重な知識をわかちあうようになります。

　多くの症例（例えば、22q11.2欠乏症候群）において、BPSは、注意欠如・多動症（ADHD）、知的発達症（ID）、自閉症、話し言葉と言語の障害など、

1つまたは複数の他のESSENCEの診断がすでに下されたあとに、初めて発見されます。

専門家は、全人口の少なくとも1パーセント（FAS／FAEが含まれる場合は、2～3％以上）に、何らかのBPSがあることを知っておかなければなりません。つまり、ESSENCEの診断（例えば、自閉症やADHD）が出ているときには常に、BPSが根本的な原因である可能性について検討し、場合によっては遺伝子その他を調べる必要があります。

多くのBPSは、特別な治療法で対処することができます。さらに、それぞれの症例において、正確には何がESENCEを引き起こしているのかを知っていれば、妊娠中の繰り返しのリスクや考えられる長期的予後を評価することが、はるかに容易になります。

さまざまなBPSについて、以下に簡単に説明します。


## 胎児性アルコール症候群（FAS）および胎児性アルコール・スペクトラム障害／症候群（FASD／FASS）

胎児性アルコール症候群（FAS）は、おそらく何よりも一般的な行動表現型ですが、おもな原因が遺伝的要因ではないことから（ただし、遺伝的要因も一因と考えられます）、これをBPSとして分類するべきではないと主張する研究者や臨床医もいます。より正確な言葉を使えば、FASは超早産と同じカテゴリーに属するというわけです。

すべての子どもの少なくとも1パーセントに、FASや胎児性アルコール・スペクトラム障害（FASD）が見られますが、これは女児よりも男児に多いようです。母親の（量と期間の両方に関する）アルコール濫用の度合いと子どもの症状や障害の程度には、かなり明確な相関関係があります。しかし、（人間の場合）妊娠中の少量のアルコールが、発育中の子どもにはっきりとわかるアルコール関連の形態異常や症状を引き起こす、という有力なエビデンスはまだありません。妊娠中を通してアルコールを濫用していた母親の子どもは、妊娠中期以前にアルコール濫用をやめた母親の子どもよりも、はるか

に深刻な問題に直面します。

　FASの典型的な症状には、独特な容貌（眼瞼裂が短いため大きく開かない目、小さい口、薄い上唇、小さい"中顔面"）、形態異常（心臓の欠陥、尿路形態異常、骨格異常、特徴的な眼底変化）、認知障害（多くの場合、全般的なID）、多動およびその他のADHD症状、そして、かなりの頻度で自閉症が含まれます。FASを患う子どもの多くは、目に見えて楽しげな様子ですが、中には最終的にうつ病になってしまう子もいます。FASDは症状がより軽いタイプで、FASの典型的な問題のすべてを特徴とするものではありませんが、ほぼ全症例で、ESSENCEの診断基準を少なくとも１つは満たしています。

　FASとFASDに見られるESSENCEの問題の原因は、まだ完全には明らかになっていません。１つの悪化因子として、妊娠中にアルコールを濫用する多くの女性が、ADHDやその他のESSENCE関連の困難さを抱えているという事実があります。そのような女性の子どもは、こうした遺伝的要因が理由の１つとなって、胎児期にアルコールにさらされるか否かにかかわらず、ESSENCEを持つ可能性が大いに高まると予想されるのです。

　FASやFASDには特別な治療法はありませんが、通常は、アルコール関連の形態異常が存在しないESSENCEの問題に対する処置と同じ処置を取ればよいでしょう。課題のある家族によっては〔訳注：実の親が養育できない場合など〕、当然のことですが、引き取り先となる可能性のある里親や施設の状況だけでなく、生物学的な親の状況も、必ず調査しなければなりません。調査と治療にかかわる人は皆、物質濫用と（生物学的な親と子ども本人の両方の）ADHDとの関係、妊娠中の物質濫用、FAS／FASD／ESSENCE、そして、患者である子どもとその生物学的な親の両方が、それぞれの状況に合わせた介入と治療を必要とする複雑なESSENCEの問題を抱えている可能性が高いという事実について、広く十分に理解する必要があります。

## バルプロ酸症候群（VAS）

　バルプロ酸ナトリウム（双極性障害やてんかんの治療薬）を服用している母

親から生まれる子どもは、自閉症とIDの率が著しく高くなります。こうした症例では、一般にさまざまな身体の異常も伴っています。

バルプロ酸ナトリウムを服用している母親から生まれる子どもが皆、バルプロ酸症候群（VAS）を発症するわけではありません。重い双極性障害やてんかんを患う女性に、妊娠中は服薬をやめるよう助言することは、必ずしも当然の選択ではないのです。

## 神経線維腫症（NF）

神経線維腫症（NF）は、最も一般的なBPS疾患の１つで、人口のほぼ１パーセントに発生します。この症例の多く（すべてではありません）に、ESSENCEに似た症状が現れます。これには、自閉症、ID、境界知能だけでなく、運動の問題／発達性協調運動症（DCD）、ADHD、話し言葉と言語の障害も含まれます。

NFには、少なくとも２つの遺伝学的に異なる型があります。通常、皮膚の変化（普通のほくろと間違われることがあります）と内臓にできた良性腫瘍を併せ持つ臨床像に基づいて診断が下されますが、家族全員に、遺伝子検査と診察、そして関係支援機関に関する情報提供を行うべきです。

## 結節性硬化症複合体（TSC）

結節性硬化症複合体（TSC）は、結節性硬化症（TS）というシンプルな診断名でも知られています。実際にこの診断を受けた人（約5000人に１人の子ども）を見る限り、これはBPSの最も深刻な疾患の１つです。

良性腫瘍（悪性に転じるまれな症例もあります）により、脳やその他の身体部分に形態異常が生じ、そのせいで、疾患に関連した精神面と"身体面"の病的状態が多分に引き起こされます。NFと同様に、多くの症例で特徴的な皮膚の変化が認められます。

TSCにも、少なくとも２つの遺伝学的に異なる型があります。多くの症例は、自然発生した新規突然変異と考えられていますが、TSCはとても軽症なことがあるため、親がTSCかどうかを確かめるには、詳しい遺伝子検査が必要です。おそらく、かなり多くの未診断のTSの症例（例えば、重度のTSを患う子どもの親）があると思われますが、これは、TSの有病率が過小評価されている可能性が高いことを意味しています。てんかん、ID、自閉症、およびADHDは、TSと診断された幼い子どもにほぼ普通に見られます。原因は、16番か９番の染色体の突然変異で、突然変異の種類によって症状が異なります。腫瘍は治療することができますし、一部の症例では、てんかんの手術が必要と指摘される場合もあります。これらの処置を除けば、治療はおもに対症療法で、自閉症、ADHD、およびてんかんなどの治療を目的として行われます。

## 22q11.2欠乏症候群

　約2000～3000人に１人の子どもが22q11.2欠乏症候群を患っています。この疾患は、22番染色体の遺伝子異常を伴うサブグループが統合失調症を発症すること、成人精神科では精神病の場合、しばしば22q11について検査することから、以前にもまして広く注目されるようになりました。

　典型的な行動面の特徴としては、話し言葉の遅れ（必ずと言ってよいほど喉の粘膜下に生じる、部分的な口蓋裂が原因の１つ）、〔訳注：話し言葉以外の〕言語が後に子どもの強みとなること、元気がないこと、"ウォームアップに時間がかかる"、つまり、健常児と同じように動くには、時間をかけて少しずつ取りかかる必要があることなどがあげられます。自閉症の子どもも確かにいますが、22q11.2欠乏症候群の人は、かなり自閉症の過剰診断をされています。社会的な場面でのけだるそうな振る舞いが、しばしば社会的相互交渉の障害と誤解され、多くの人が自閉症と誤診されてしまうのです。実際には、小児期から青年期を通して、さまざまな学習の困難さが、ほとんどの問題を引き起こしている傾向があります。

多くの症例で、例えば"重いまぶた"や、特徴的な鼻柱と鼻の形のような、独特な風貌が共通して見られますが、"正常な"外見から逸脱している特徴を臨床医が見分けられるようになるには、経験が必要です。生後1年間は、多くの患児が感染症にかかりやすく、軽度、中等度、および重度の心臓欠陥と併せて、さまざまな形態異常（粘膜下口蓋裂以外）も認められる場合があります。

ほぼすべての22q11.2欠乏症候群の子どもは、例えば、何らかの認知障害のようなESSENCEの問題を抱えています。こうした子どもの平均的なIQは、22q11.2欠乏症候群のない子どもよりも30ポイント低くなっています。ADHDや何らかの自閉症的特性もよく認められますが、本格的な自閉症はめったに見られません。


## プラダー・ウィリー症候群（PWS）およびアンジェルマン症候群（AS）

プラダー・ウィリー症候群（PWS）とアンジェルマン症候群（AS）は、どちらも同じ遺伝子座に異常があるにもかかわらず、まったく異なる2つの臨床上の問題を示すことから、多くの注目を集めてきました。いずれの疾患も、際立った自閉症的特性を伴うことがありますが、PWSを持つ人が自閉症と診断されることはまずありません（Arzimanoglou *et al.* 2018）。

PWSの子どもは、たいてい生まれたときからひどく筋緊張が弱いため、早ければ生後2、3カ月で診断が下されることがあります。生後1年間を通しての旺盛な食欲とそれに続く極端な体重の増加も、典型的な徴候です。多くのPWSの子どもには、軽度または中等度のID、ADHDや自閉症的特性が見られます。かなり多くの子どもが、怒りっぽく、また、皮膚をつねったり引っかいたりするという、特異的と言ってもよい傾向も認められます。この"皮膚のかきむしり"は、しばしばたくさんの引っかき傷やあざの原因になります。

ASは、PWSよりも重度のID、てんかん、バランスと協調運動の障害、お

よび強い強迫衝動を伴う自閉症と関連しています。とはいえ、ASの子どもの典型的な特徴としては、ほとんど躁病に近いほどの陽気さ、笑いの発作、ことのほか朗らかな表情があげられます。

PWSとASに見られる行動面の問題は、他のESSENCEと同じように、IDの程度に応じて治療されます。

## 脆弱性X（脆弱性X染色体）症候群（FraX）および前変異障害

脆弱性X症候群（FraX）は、約4000人に１人の子どもに発生しますが、前変異障害（遺伝子が完全変異する"前兆"）は、おそらくその20倍多く見られるでしょう。FraXは、必ずと言ってよいほど、深刻な発達の問題を引き起こしますが、前変異障害は通常、より軽度の（とはいえ、やはりかなりの頻度で臨床的に意義のある）問題をもたらします（Hagerman *et al.* 2017）。

FraXの幼い子どもは、しばしば自閉症の診断基準を満たし、ときにはIDの診断基準も満たすことがあります。FraXの女児は、男児と同様な、しかし、男児よりも軽度な症状を示すのが普通です。典型的な症状としては、人見知り／社交不安や、知らない人と会ったり挨拶をしたりするときに、視線を合わせたり身体に触れたりすることを嫌がることがあげられます。FraXに見られるアイコンタクトを極度に避ける行動は、他の原因を持つ自閉症には一般に見られません。多くの子どもは目立つADHDの症状も示し、ADHDの診断基準を満たす子どもさえいます。FraXの女児の中には、重度の読み書きの困難さや中等度の実行機能の問題（計画を立てることの困難さ）、またはADHDの症状"のみ"を示す子どももいます。

前変異障害（例えば、FraXの子どもを持つ母親に認められるもので、"正常集団"のうち、約150人に１人の女性と、約450人に１人の男性に影響が見られます）は、一般に軽度から中等度、まれに重度の実行機能の問題の原因となり、ときにはひじょうに目立つADHDの問題を引き起こします。

FraXの人は、年齢を重ねるとともに、神経学的症状が増えていくことが多く、これにはバランスと協調運動の困難さや、いわゆる企図振戦（物を指

さしたり、物に手を伸ばしたりするときの震え）が含まれます。

　FraXと前変異障害の遺伝子異常が、どのようにして臨床症状を引き起こしているのかについては、多くの深い知見がありますが、これについては本書の範囲外となります。

　FraXの人のADHDは、他のADHDの症例と同じ方法で治療します。現在、数多くの治療法の選択肢が試されています。

## ダウン症候群

　すべてのBPSのうち、ダウン症候群は、おそらくほとんどの人になじみのあるものでしょう。この疾患はとてもよく知られているので、BPSを語る際に、多くの場合、まったく取り上げられません。しかし、ESSENCEの視点からすれば、ダウン症候群は、必ずと言ってよいほどID（かなりの頻度で深刻かつ重度です）と関連があり、“基本的性格”はどちらかといえば“社交的”と思われますが、自閉症の割合が全人口における自閉症の割合の10倍高いということを指摘しておかなければなりません。自閉症の研究では、しばしばダウン症候群の人が“対照群”として使われてきました。そのせいで、自閉症とダウン症候群は“正反対”だという（間違った）考え方が生まれたのです。

　多くのダウン症候群の人には、心臓の欠陥および／または甲状腺機能の低下があり、その結果、染色体異常が直接の原因ではない脳損傷が起こることがあります。自閉症のリスクが高まるのは、遺伝子の異常そのものではなく、こうした損傷が原因なのかもしれません。

## 性染色体異常

　1000人に数人の子どもに、生まれつき（性染色体が多すぎたり少なすぎたりする）性染色体異常が見られます。これには、X染色体やY染色体が多い場合と、性染色体の１つが失われている場合が含まれます。

X染色体が1つ多い男児（XXY）には、一般に、身体症状と精神症状の両方が現れます。この疾患はクラインフェルター症候群と呼ばれ、成長ホルモンや性ホルモンのさまざまな異常（第二次性徴の異常など）に加えて、認知面、行動面、および運動面の発達の異常が早い段階から生じ、特別な専門医による治療が必要となります。クラインフェルター症候群の男児には、多くの場合、発達異常が伴っており、境界知能、自閉症（ただし、本格的な自閉症であることはめったにありません）、DCD、およびADHDの症状が見られます。

　Y染色体が1つ多い男児（XYY）には、ほぼ必ず精神症状が現れ、"スーパー男性"〔訳注：これも、後述の"スーパー女性"同様、誤解を招く表現である〕とも言われる身体的な特徴もしばしば認められます。XYYの子どもの多くは、同年齢の子どもよりも攻撃的です。また、特にIDや境界知能といった認知面の問題だけでなく、自閉症やADHDのリスクも高まります。

　女児のX染色体が1つ欠けている（XO）場合、ターナー症候群と呼ばれます。これは通常、精神面と認知面の両方の問題をもたらしますが、そうした困難さは、"正常なばらつき"の範囲内だとみなされることがひじょうに多く、その場合、ESSENCEの診断は下されません。IDはまれですが、自閉症的特性と視覚に関連した発達異常（書くことの困難さなど）はよく見られます。また、程度の差はありますが、第二次性徴は確実に遅れます。一部の症例では、低身長や、骨格、結合組織および筋肉の異常などの身体的な特徴も認められます。

　女児のX染色体が1つ多い（XXX）場合、"トリプルX"（古い文献では、完全に誤解を招く恐れがある"スーパー女性"という用語を使っていることがあります）と呼ばれ、必ずと言ってよいほど、（しばしば重度の）IDや、複雑なESSENCEの問題、さまざまな身体症状と神経学的症状（てんかんなど）を伴います。ESSENCEの問題を持ち、他の家族と比較して極端に身長が低い子どもや青年には、これまで述べてきた性染色体異常の1つがある可能性が高いということを、常に考慮しなければなりません。

## その他のBPS

　ここで取り上げたもの以外にも、数百のBPSが存在します。それらを省いたのは、ここで説明したものほど"重要"ではないから、あるいは、ESSENCEとのつながりが薄いから、というわけではありません。例えば、メビウス症候群、ウィリアムズ症候群、レット症候群、チャージ症候群、SHANK-3症候群、およびゴールデンハー症候群など、ESSENCEの問題と事実上常に関連している疾患もあります。その一方で、例えばトリソミー18など、重度のIDとひじょうに強く結びついている疾患もありますが、そうした症例では、行動面や認知面のばらつきが比較的限られていることから、ESSENCEの範囲を広げて論じる必要はないでしょう。

［第14章］
# 神経疾患および神経障害

　19世紀末頃、神経精神医学は多くの国で、１つの統合された医学専門分野でした。つまり、神経障害と精神障害は、どちらも脳の構造や機能の異常の現れと考えられていたのです。梅毒は重い精神病の最大の原因の１つでした。今日、ほとんどの人は、精神分析の創始者であるジークムント・フロイトが、実際には神経科医または神経精神科医であったことを知りません。

　残念ながら、20世紀の大半は精神分析理論と"精神分析療法"が優勢であったために、神経学と精神医学の間にはどんどん隔たりができていきました。しかし、過去２、30年の間に、神経学と精神医学を１つの分野にまとめるべきか否かが、再び議論されるようになりました。多くの精神医学的問題が実は脳の障害が原因であること、また、ほとんどの神経障害は精神症状も引き起こすことがわかり、それが後押しとなって、この考え方が復活したのです。

　精神面や認知面の問題と通常関連している、最も一般的な小児期の神経障害／疾患とは、さまざまなけいれん性疾患、脳性麻痺（CP）およびこれと類似の筋肉を支配する神経の障害、水頭症、変性性の筋疾患、および代謝（神経代謝を含む）異常です。

# けいれん性疾患

けいれん性疾患には、おもに熱性けいれんとてんかんがありますが、ランドウ・クレフナー症候群（LKS）や徐波睡眠時てんかん放電重積状態（ESES）などのまれな疾患も含まれます（Åkefeldt, Åkefeldt, & Gillberg 1997）。

## 熱性けいれん

熱性けいれんは、けいれん性疾患の最も一般的なタイプで、全未就学児の約3パーセントが経験します。しかし、熱性けいれんを起こした子どものうち、後にてんかんになるのは約6～7人に1人だけです。熱性けいれんは、一見激しく見えても、永久的な脳の機能不全や脳損傷を引き起こすことはないのが普通です。しかし、熱性けいれんはひじょうに多くの場合、早期のESSENCEの問題（注意欠如・多動症〔ADHD〕および／または自閉症など）を暗示する／その前兆となる、数多くの徴候の1つなのです（Nilsson et al. 2016）。熱性けいれんを経験した子どもには、現在行われている以上に、ESSENCEのスクリーニング検査を行うべきで、もし関連症状が見つかれば、さらなる評価と、場合によっては併存症の治療を受けられるように、別の専門機関を紹介しなければなりません。急性熱性けいれんを初めて起こし、病院や救急医療機関を受診した子どもの場合、"熱性けいれんだけ"ではなく、他の神経発達上の問題もあるかどうかを主治医が評価できるように、フォローアップのための受診予定を常に組むようにするべきです（Gillberg et al. 2017）。

## てんかん

てんかんはすべての子どもの0.5パーセントに発生します。てんかんのある学童は、必ずと言ってよいほど、てんかんそのものにかかわる問題よりも深刻な、別の問題を抱えています（Reilly et al. 2014）。これはほとんどすべての種類のてんかんに当てはまりますが、いわゆる精神運動発作（複雑な部分発作）は特に、深刻な精神面の問題としばしば関連しています。協調運動の

問題／発達性協調運動症（DCD）もひじょうによく見られますが、一般に診断は下されません。てんかんと診断された子どもの評価を行う際には、他の神経精神医学的な問題が、事実上常に存在することを心に留めておかなければなりません。

てんかんの場合、また、熱性けいれんの場合もおそらくそうですが、行動障害や他のESSENCEの問題もかなり高頻度に認められます。この関連性は、てんかん／けいれん性疾患と、例えば知的発達症（ID）／自閉症またはADHDの両方を引き起こしている、根底にある脳の障害に由来しているとも考えられます。

## ランドウ・クレフナー症候群（LKS）

LKSまたは聴覚言語失認症は、珍しいものですが、重要なてんかん関連疾患で、通常は3〜7歳頃に話し言葉が理解できなくなるという形で現れ、その後、話し言葉の障害、しばしばきわめて自閉症的な症状、重度の多動が続きます。脳波は一般に、睡眠時のいわゆるローランド棘波と持続的なてんかん性活動を伴う、特徴的なパターンを示します。LKSの子どもの中には、疾患の早期または後期にはっきりとわかるてんかん発作を起こす子もいますが、その一方で、明らかなけいれんや発作が見られない子もいます。LKSの子どもが自閉症および／またはADHDと診断されるのは、珍しいことではありません。

ノンレム睡眠中のてんかん性活動（徐波睡眠期持続性棘徐波、略してCSWS）は、LKSの原因となるだけでなく、ほかにも説明し難い一連の精神医学的問題を引き起こす可能性があります。

LKSは、神経医学や小児神経精神医学の専門家に調べてもらい、治療をしてもらわなければなりません。治療には、通常、ステロイド／コルチゾンと抗てんかん薬の両方が使われます。正しい診断と治療が受けられれば予後がよくなる可能性がありますが、それらがなければかなり悪化する傾向があります。

徐波睡眠時てんかん放電重積状態（ESES）

ESESは、徐波睡眠持続性棘徐波（CSWS）としても知られますが、LKSと似てはいるものの、学齢期前に診断されることはめったにありません。また、言語の障害の症状は、一般にはっきりとわかるものでも目立つものでもありません。臨床像としては、精神病エピソード、自閉症、ADHD、強迫衝動、錯乱、および退行が中心と言えます。最近、小児急性発症神経精神症候群（PANS）（第12章参照）の症例の多くが、ESESに起因することが明らかになりました。ESESの子どもと青年の大半は、明らかな臨床的てんかん発作を起こすことはありません。脳波（EEG）はLKSと似たパターンを示し、睡眠中に長期の（ときには持続性とも言える）てんかん性活動（"棘徐波"）が見られます。

治療では、てんかん性の脳波異常に対処しますが、これには抗てんかん薬と、ときにはステロイドも用いられます。LKSと同様に、これは高度な専門外来でのケアで、正しい診断が下されれば予後がひじょうによくなる可能性があります。


## 脳性麻痺（CP）およびその他の筋肉制御異常

脳性麻痺（CP）とは、ある種の筋肉を支配する神経の障害と、その結果として起こる運動障害に対する臨床診断です。CPには、両麻痺（おもに両脚に、けいれん性麻痺があるもの）、四肢麻痺（両腕両脚に、著しいけいれん性麻痺があるもの）、片麻痺（半身にのみ、麻痺があるもの）、運動失調（両脚に通常けいれん性麻痺があり、両腕、両手、および体幹の協調性がない／失調）、および運動障害（運動過多症、アテトーシス、舞踏病として分類されることがある奇妙な動き）といった、さまざまな種類があります。

CPは通常、就学前に発見され、診断されますが、その他のESSENCEの問題は、たとえ確認されるとしても、多くの場合、その後何年もたってからのことです。自閉症、ADHD、ID、およびてんかんは、きわめてよく認められるもので（Påhlman *et al.* 2020）、一般にCPではない場合と同じ方法で治療

されます。

## 筋疾患

　デュシェンヌ型筋ジストロフィーや筋強直性ジストロフィーなどの筋疾患は、必ずと言ってよいほど、何らかの精神面や認知面の併存症を伴い、自閉症は、両者にひじょうによく見られる併存症です。
　CPやてんかんの場合と同様に、筋疾患のある子どもとその家族は、適切な支援と治療の手段が取られるように、自閉症やその他のESSENCEの問題についても特定してもらわなければなりません。そのような対策は、早期老化や早期死亡などきわめて予後が悪い症例であっても、生活の質を大幅に改善することができます。

## その他の神経学的問題

　脳に影響を与える病的状態はほぼすべて、ESSENCEの問題のリスクを大いに高めるものです。このことは、水頭症や外傷性脳損傷だけでなく、いわゆる神経代謝病やミトコンドリア病についても指摘されてきました。重要なのは、脳の機能不全や脳損傷が、一方では神経学的問題と、また、もう一方では精神症状や認知症状と、たいへん強いつながりがあることを、常に承知しておくことです。子どもと家族の生活の質に与えるあらゆる悪影響は、多くの場合、神経学的診断それ自体ではなく、むしろ精神面／認知面の問題によって、おもに引き起こされています。
　極早産児〔訳注：28週〜31週6日〕には特にリスクがあります。妊娠28〜30週未満で生まれたすべての子どもの大多数が、成人期以前にESSENCE関連の問題を示すようになります（行動表現型症候群〔BPS〕に関する第13章も参照）。

[第15章]
## ESSENCE：３件の症例報告

　この章では、ESSENCEを持つ子ども１人、十代の若者１人、大人１人の３件の症例報告を取り上げます[1]。それぞれの症例報告の後には、鑑別診断に関する短い考察が続きます。その意図は、ESSENCEを持つ人が直面する、支援が必要な一連の複雑な問題に対する見解を示すこと、そして、患者が幼い子どもであろうと、学童や十代の若者あるいは大人であろうと、何らかの精神医学的問題を伴う症例はすべてESSENCEがあると判明する可能性が高いという知識に根ざした、包括的でホリスティックな診断視点の採用がいかに重要であるかを伝えることです。

## ４歳男児（**A**）

症例報告
　A君は、高学歴の両親の第２子で、叫び癖がありました。両親が40歳、A君が４歳のときに、初めて診断評価を受けるため、スウェーデンの中規模の町にある、子どもと大人を対象とした地元の精神科外来クリニックを受診しました。A君の姉は８歳で、正常に発達しており、両親によれば、学校では

---

1　これらの症例研究は臨床例に基づくが、個人を特定できる情報は変更している。

"問題なく、まるで12歳のように話したり、読んだり、書いたり"して、うまくやっていました。弟の初診についてきたときに観察したところ、姉はとても聡明でしたが、やや引きこもり気味でもありました。父親は自分自身について、陽気でオープンな人間であり、"大の冗談好き"だと説明しましたが、母親は（1人で）息子を連れて再診に来たとき、父親はおそらく"本物のアスペ"だと言いました。母親は、哲学、文芸学、歴史学、心理学および人類学といった多くの分野の学位を持ち、個人で家族向けのカウンセリングビジネスを経営していました。

A君の妊娠は"正常"でしたが、わずか妊娠28週で生まれてしまいました。A君は2、3週間、小児科集中治療室で治療を受け、2カ月入院した後、ようやく帰宅が許されました。当初はすべて順調に思われましたが、4カ月目からはずっと、A君は1日中泣き叫んでいました。一家は子どもケアセンターでさまざまなアドバイスや提案を受け、A君と両親には薬も処方されましたが、何も役に立っていないように思われました。ところが、ある日突然、"ついに静かになった"のです。このときA君はもう母乳を飲んでおらず、代わりに奇妙な方法で食べ物を拒むようになりました。親がA君を食卓の子ども用椅子に座らせようとするたびに、癇癪を起こすのです。ただし、椅子が食卓の角から約20センチメートルの場所に置かれているときを除いて。そのようにすると、A君はたちどころに落ち着きました。また、A君は裏ごしされた食べ物以外、食べるのを拒みました。そして濃い味つけを好みました。母親は子どもケアセンターで、これは正常なのかと質問しましたが、"ええ、そうですよ、ほら、子どもは皆違いますからね"と言われました。

A君にいろいろな食べ物を食べさせることの難しさと、特定の場所に置かれた椅子に座りたいというA君の要求を別にすれば、母親と父親、そして姉は皆、A君は"予定通り"発達していると感じていました。おそらくA君は、同年齢の他の子どもよりも運動量が多かったものと思われます。（ほぼ3カ月の早産でしたが）1歳の誕生日に、かなり長い距離を支えなしで歩きました。生後18カ月で、A君は重い上気道感染症にかかり、その後、口数が少なくなりました。それ以前は、"ママ"、"パパ"、"食べる"、"見る"、"ランプ"と言えていましたが、これらの言葉が"消えてしまった"のです。A君は部

屋の隅に引っ込んで、体を前後に揺らすようになりました。A君の運動発達、特に微細運動技能の発達は停滞しました。スプーンを使った食べ方さえ覚えることができず、代わりに、両手で口に直接食べ物を詰め込みます。服の脱ぎ着をするときには、まったく協力してくれません。保育所では、A君がよく1人きりで隅にいて、体を前後に揺らし、両手をひらひらと振り回しているので、調べてもらうのが一番よいのではないかと職員は思っていました。ほかにも、20分間ただ走り回って、どうやっても止められないことがありました。他の子どもとはほとんど、あるいはまったくかかわりあいませんし、唯一話す言葉は"thisi, thisi"〔訳注："これ（this）"に似た言葉〕です。けれども両親は、子どもは皆、全然違うものだと聞いたり読んだりしていましたし、早産児に対する2歳児健診の経過観察でも、A君には脳性麻痺（CP）やてんかん、知的発達症（ID）はなく、"何もかもうまくいっています"と言われていました。ですから両親としては、子どもケアセンターでの2歳半健診にA君を連れて行くことに、何の意味も見出せなかったのです。4歳児健診のときにようやく、子どもケアセンターの看護師がA君の社会性の発達に懸念を示し、小児科医にもA君を調べてもらったあとで、小児精神科サービスに紹介しました。

　精神科の診察では、若い心理士が自閉症診断面接改訂版（ADI-R）と自閉症診断観察尺度（ADOS）に加えて、いわゆるグリフィス検査〔訳注：精神発達検査の1つ〕を実施しました。その後、小児精神科医が家族と1度面談してから、もう1度、母親とA君にだけ会いました。両親は、A君が"典型的な自閉症"であること、また、今後2年間にわたり、集中的な訓練が必要となることを知りました。また、A君の発達が遅れていて、学校では支援が必要になるかもしれないことも伝えられました。A君はそれから1年後（長い順番待ちのリストと待ち時間のせいです）、集中的な介入措置を受けるために、小児ハビリテーションサービスに紹介されました。

　コメント
　この症例における自閉症の診断は、おそらく正しかったと思われます。発達指数（発達年齢を暦年齢で割り、100倍した数）が25未満であったこと

を考えれば、A君が初診の段階ですでに（重度の）IDと診断される可能性も高かったはずです。この症例のように、通常ではやがて"追いつく"という兆しは見られないため、"発育の遅れ"という言葉は、正確な用語ではありません。おそらくA君には（少なくとも）表出言語の障害があり、発達性協調運動症（DCD）（A君の微細運動技能は、単純に彼の発達段階に原因があった可能性も考えられますが）や注意欠如・多動症（ADHD）もあったと思われます。これら後者の診断は、いずれもA君に関する話し合いの中で最終的に表面化し、A君が8歳のときに新たな検査が（今度は小児科クリニックで）行われ、きわめて経験豊富な医師と若い心理士が診察し、A君には"退行性自閉症"、ID、DCD、言語の障害、ADHD、およびてんかんといった、ひじょうに複雑な一連の問題があることを説明するに至りました。総合的な検査（特に、遺伝子検査、MRI、脳波検査、皮膚検査、心臓および腎臓の検査）が始められ、その結果、結節性硬化症（TS）との診断が下されました。4歳児健診に参加した心理士は、A君の髪は黒色ですが、おでこに一房白い毛が垂れていること（TSの典型的な徴候）と、A君が突然発作を起こし、"止まったり、動かなくなったりする"ことに気づいていました。

　A君が5歳から7歳近くまで受けていた集中的な行動療法では、何も改善されませんでした。しかし、TSの症例で用いられるさまざまな治療は（例えば、シロリムスやエベロリムスなどのmTOR阻害薬〔訳注：免疫抑制作用のある薬物で、ガンのほか、TSにも使用される〕と、てんかん、DCD、およびADHDを対象とした治療も）、A君には施されませんでした。A君が早産で生まれた後に長く続いた問題が、さらなる脳損傷と、すべての複雑なESSENCE関連の一連の問題の原因となった可能性はあります。また、TSと早産自体が、目の前にある問題の大部分、あるいは、実にすべての問題の原因だと言えるとしても、A君の自閉症の一部が、家族（両親と姉の両方）の中に存在する自閉症的特性を示しやすい明確な遺伝的傾向によって説明できる可能性も、無視できません。A君が抱える臨床的な問題はすべて、早期発症型ランドウ・クレフナー症候群（LKS）に該当している可能性もありましたが、さまざまな検査結果の中でも特に脳波画像が、この診断とは一致していませんでした。

# 15歳女子（B）

症例報告

Bさんは、前夜夕食後（というよりも、夕食後にトイレに行ってから）、失神発作を起こした（床の"敷物"に倒れ込んだ）ため、母親と一緒に小児クリニックを訪れました。Bさんは（医師のメモによれば、"まるで骸骨のように"）極端にやせていて、息はアセトンのような臭いがしました。医師は入院するよう勧めましたが、Bさんも母親も、受け入れようとしませんでした。2人は翌日もクリニックに来るよう言われましたが、戻って来ませんでした。

2カ月後、Bさんは"過食症の要素を含む重度の神経性やせ症"との予備診断を下され、児童青年精神科救急センターに収容されました。Bさんが運ばれてきたとき、脈拍は44、血圧は95/55で、顔は青ざめ、脱水状態で、両目の下には大きなくまがありました。Bさんは話しかけられるとささやき声で答えましたが、意思の疎通はおもに母親を通して行われ、Bさんは絶えず、"さあ早く、答えなさいよ！"と言っているような目をして、母親を見ていました。そして、その間ずっと、常同行動のようにうなずいたり、両手でリズミカルな"ジェスチャー"をしたりしていました。

収容の翌日、神経精神科の医師が来て、母親と45分間、娘とはその約2倍の時間、話をしました。母親は明らかに助けを求めている様子で、すべての質問に詳しく答えましたが、Bさん自身は、強迫衝動、社会的相互交渉と、集中力に関する質問にのみ興味があるように見えました。そして、こうしたプロセス全体にきわめて無関心に近い様子で、"いつまでこれを続けるつもりなの？"と数回尋ねました。

さらに2、3日後、Bさんは自力で歩き回れるようになり、クリニックの中と病院の敷地内を自由に動けるようになりました。Bさんはうまくやっているように見えましたが、特に、食べ物が毎日正確な時間、つまり昼の12時に、いつもクリニックに配達されることを気に留めていました。"葛藤を解決"し、Bさんが食べ物を吐いたり拒んだりするのを止めさせる手段とし

て、家族療法が提案されました。家族療法としての会話は、クリニックでやり方を教わりつつ進められましたが、Bさんは耳をふさいで、両親がお互いに話し合う際の"複雑な音の風景"について不満を訴えました。Bさんの体重は安定していましたが、増えませんでした。両親は家族療法セッションの本来の目的について数回尋ねましたが、ほぼそのたびに、家族療法士2人にあきれられたり、驚かれたりしました。Bさんの父親によると、家族療法士らはさげすむような表情で、お互いに目くばせしていたそうです。

　コメント

　神経性やせ症と神経性過食症の診断は、この症例においては確かに正しいものでした。Bさんは自閉症とトゥレット症も抱えている可能性があります。これらの診断とこの種の問題は、神経性やせ症の症例によく見られる、根底にある障害なのです（一方、ADHDは、神経性過食症の症例によく見られます）。しかし、これらは早期の発達上の問題を引き起こしたことが明らかであっても、概して診断されないまま過ぎてしまうのです。Bさんには、おもに過食症や肥満といった摂食障害でよく見られる、背後要因としてのADHDもあるかもしれません。適切な処置を提案するためには、根底にある問題を把握する必要があります。

　予後を異なる方向へと迅速に転じる何らかの機会をとらえるには、（摂食障害を中心とするのではなく）ESSENCEに的を絞った介入と治療を、できる限り早く明らかにし、実施しなければなりません。神経性やせ症と自閉症が併存する症例での家族療法は、必ずと言ってよいほど禁忌です。自閉症の患者は特に、他の人達がどう考えたり感じたりしているのかを無意識のうちに想像すること、すなわち、家族療法において必要な社会的相互交渉と参加という側面を、ひじょうに難しいと感じるのが普通だからです。その代わりとなる最もよい選択肢は、具体的で直接的な教育的アプローチで、経験豊富な医師が、生命を脅かす可能性がある摂食障害が認められる緊急事態に際して、患者とともに、1週間以内にその傾向を改め、体重増加を達成し、その後、段階を踏んで、摂食障害やそれに伴う行動からゆっくりと"脱皮"するべく、解決に取り組むものです。まれではありますが、ときには悪循環を断ち

切るために服薬が必要となることもあります。いずれにしても、2、3年の間は、患者の体重が正常値になりつつある／正常水準を維持していることを確認するために、定期的なフォローアップが必須です。

　根底にあるESSENCEの問題は、それらがもたらす可能性のある障害を軽減するための特別な手段が取られない限り、変わらずに残るでしょう。正常な体重を達成する／維持することが、あらゆる可能な手段の中で何よりも重要な基礎であることを、すべての研究が示しています。根底にあるESSENCEの問題にまで取り組んできたのは数少ない優れた研究に限られており、これは、摂食障害の予後が悪くなる可能性を、一般に考えられている重大な急性の問題すなわち摂食障害自体ではなく、ESSENCEによってどの程度説明できるかについて、まだ語れないことを意味しています。


## 40歳女性（C）

症例報告
　Cさんは昨年、心臓の動悸のために2度救急外来に行きましたが、検査結果は2度とも安心できるものでした。その後、仕事で完全に"ストレスをため込んでしまっている"（"stressed out"）と感じ、"燃え尽きて"しまうかもしれないと考えたことから、一般開業医（GP）に助けを求めました。

　20分間の診察の後、Cさんは消耗型のうつ病と診断され、6週間病気休暇を与えられました。5週間後に再診が予定され、Cさんは気楽に過ごすようアドバイスされました。

　しかし、Cさんはわずか2週間後に、ひじょうに大きな睡眠の問題があり、睡眠薬が必要だと訴えて、緊急の予約を入れて戻って来たのです。Cさんと5分間過ごした看護師からの情報に基づいて、医師はCさんにゾルピデムの電子処方箋を出しました。Cさんは予定していた再診の前にもう1度、片頭痛発作（過去25年間、繰り返し経験してきたもの）のため受診しましたが、Cさんはそれが疲労と結びついているのではないかと考えていました。

　Cさんは再診時、予約時間より1時間遅れて来たので、そのとき医師はC

さんに会う時間がありませんでした。そこで、翌日新たに予約を入れましたが、Cさんは現れませんでした。

　1年後、CさんはGPのクリニックを再び訪れ、首、肩、腰、むこうずねと両足の痛みを訴えました。今度の医師は、ちょうど慢性痛に焦点を絞った研修を受けたばかりで、10分後にCさんを"疼痛性障害"および"全般不安症（GAD）"と診断しました。医師はCさんに3週間の病気休暇を与え、理学療法とスポーツクラブでの運動を提案しました。Cさんは地元のスポーツクラブに入会しましたが、結局その後4週間のうちに1度もそこに行きませんでした。

　それからさらに6カ月がたち、Cさんはクリニックを再び訪れ、食事についてアドバイスを求めました。"体重がとても増えてしまった"からです。Cさんは"あらゆること"を心配しており、夜にはベッドの上でゴロゴロして、自分がどんなに太ってしまったかについて考えてしまい、どうしても落ち着けないようでした。クリニックで体重を計ったところ、Cさんは18カ月前とまったく同じ体重であることがわかりました。新人医師は最近ADHDに関する研修を受けていたので、DSM-5にあるADHDの18症状に基づき、患者からの聞き取りを始めました。Cさんにはそのうちの14症状が当てはまりました。医師はまた、Cさんが眉毛と口をピクピク動かしていること、そして、突然奇妙な音を出したり、変わった咳払いをしたりすることに気づきました。また、Cさんは、机の上の斜めになっているものや均等でないものを、絶えず直そうとしていました。その合間には、髪の毛を手櫛でとかし続け、無駄になでつけようとしていました。Cさんは"理解のある"医師に、自分には19歳から27歳までの8年間に産んだ6人の子どもがおり、そのうちの3人（男の子1人と女の子2人）が自閉症、ADHD、あるいはその両方と診断されていると話しました。そして、"自閉症とADHD"の男の子は16歳で、精神刺激薬を服用しており、これがとてもよく効いた一方で、女の子達は"何らかの治療を試す機会がまったくなかった"と説明しました。医師はCさんに神経心理学者による検査を受けさせたいと考えましたが、クリニックには対応できる人がいませんでした。また、精神科サービスでは、"併発症のない"症例の場合、1年以上も待たなければなりませんでした。

コメント

　患者はADHD（Cさんの症状は典型的で、ADHDとの診断を受けている実の子どもがいます）、トゥレット症、強迫症（OCD）、"不安"、および睡眠障害を抱えている可能性が最も高いでしょう。不安は、内面の心配ごと／ADHD特有の多動が現れている"だけ"かもしれません。

　Cさんはおそらく、精神刺激薬（メチルフェニデートやリスデキサンフェタミン）を少量投与し、徐々に量を増やしていくことで、好ましい反応を示すでしょう。あるいは、アトモキセチンやグアンファシン（これらの薬は通常、ADHDとトゥレット症およびうつ病／不安症が併存している場合、比較的うまくいきます）も考えられます。Cさんが、ESSENCEを持つ他の多くの患者と同様に、ゾルピデムその他のベンゾジアゼピン系薬への反応が悪いという可能性は、ないわけではありません。

　Cさんには、ADHDについてのさらに詳しい教育が役に立つでしょう。また、神経精神障害に関する知識に基づき、Cさんの状況に合わせて考えられた認知行動療法（CBT）やアプリも有効と言えるでしょう。

## ［第16章］
# ESSENCE とともに歩む人生：
# 小児期以降

　ESSENCEを持つ人の大多数は長生きするでしょう。しかし、注意欠如・多動症（ADHD）や、ESSENCEの問題を引き起こす可能性のある、自閉症を含むその他多くの障害や疾患（ダウン症、デュシェンヌ型筋ジストロフィー、ある種のてんかんなど）を治療せずにいると、寿命は短くなります。

## 思春期

　ESSENCEを持つ人の思春期は、早まったり、遅くなったりすることがしばしばあります。自閉症の人の多くは思春期に問題が増大し、中にはストレスや新しい学校／環境に直面して、精神衰弱（"breakdown"）のエピソードを経験する人もいます。このような人のほとんどは、こうした悪化がストレスによるものであると理解し、したがって、抗精神病薬による長期治療は始めないという選択をする限り、長期的な予後がよくなります。それ以外の自閉症の人は、十代のうちに大いに改善します。

　女児や自閉症、てんかん、および知的発達症（ID）を併発している人は、思春期に最も悪化しやすいようです。退行が永久的な人もいますが、その一方で、ゆっくりと以前の状態に戻り、最終的にはさらに好ましい発達を遂げる人もいます。

思春期には、ADHDが何かしら悪化することが多くあります。例えば、学校で成績が下がったり、さらにうつ症状を発症したり、および／または反社会的行動の傾向が強まったりするなどです。


## 若年成人期

　ADHDと発達性協調運動症（DCD）が併存している人は、一般に他の人達よりもはるかに長い時間をかけて成長するようですが、これはADHDと社会的行動障害の両方がある人には当てはまりません。DCDを併存しているADHDの場合、思春期の心理社会的発達と身体的成長が、青年期が通常終わる頃を過ぎてから何年も続く可能性があります。

　さまざまなタイプの精神面および身体面の問題、例えば、うつ病（うつを伴う消耗症候群を含みます）、“不安”、太りすぎ、疼痛性障害、および疲労症候群は、一般開業医（GP）および／または精神科医の受診につながります。医師の知識水準と専門分野にもよりますが、パーソナリティ障害、双極性障害、全般不安症（GAD）、肥満、慢性痛など、さまざまな診断が下されます。そこで根底にあるADHDの問題を認識できなければ、極度の太りすぎの症例における肥満手術や、不安を抱える人に対するベンゾジアゼピンの投与など、不適切な治療をすることになる可能性が多々あります。

　自閉症で、知能が高いかまたは正常な人は、社会性の成長に大幅な遅れを示すかもしれません。しかし、このような症例がもしあったとしても、その人に実際に何らかの遅れがあることはめったにありません。解消されない社会的相互交渉の障害が、お互いの社会的コミュニケーションスキルへの要求が大きくなる“大人の環境”において、以前よりもずっと目立つようになるだけなのです。

## 中年期

　かなり多くの男女が、自身の子どもがESSENCEの状態と診断されて初めて、中年期に自分自身のADHDや自閉症関連の問題に気づきます。以前は中等度のチックと軽度のADHD症状を示すだけだったトゥレット症が、かなり突然に、例えば感染症やストレスとともに悪化して、初めて受診することもあります。

　自閉症の人は、多くの場合、実年齢より若く見えます。これは、少なくとも１つには、自閉症の人の表情がとても乏しく、また、激しい運動で体を使うことがほとんどないので、しわなどの老化の徴候が出るのが、自閉症ではない人よりも遅いことが原因かもしれません。

　中年期発症型ADHDというものが存在するかもしれないという、限られた実証的経験に一部基づいた最近の学説がいくつかあります。しかし、このような症例でよりふさわしい説明は、これは一生の問題であり、成人期になって初めて、専門家の助けを求めるほど大きな障害になるということです。中年期の女性のこの問題については、特に承知しておかなければなりません。彼女達は、うつ病、不安症、双極性障害、摂食障害、あるいは自傷行為の裏に、"隠れた"ADHDの問題を生涯にわたって抱えてきた可能性があるからです。

## 高齢期

　記憶の問題を抱える高齢者には、根本的な原因としてESSENCEの状態があるかもしれません。まず間違いなく、このような症例における記憶の問題は、アルツハイマー病などの新たな障害が原因ではありません。むしろ、子どもの頃からずっと悩まされてきた作業記憶の問題（ほとんどのADHDの人と、一部の自閉症の人に影響を与えます）が、"正常な"老化のプロセスの一部として、よりはっきりと見えるようになっただけなのです。このような症例

では、ADHDに対する一般的な治療がかなり効果的だと言えるでしょう。

　65歳以上の人の数パーセントがADHDです。その大半は、それ以前の人生で正しく診断されることなく過ぎてしまいました。これはおもに、ADHDの診断自体が、20世紀後半まで（問題自体は、行動障害や不安症などの別の名称で存在したにもかかわらず）存在しなかったためです。不要な検査と不適切な治療を避けたいのなら、ADHDが高齢人口によく見られることを、特に地域の医療サービス、高齢者ケアサービス、および物忘れ外来に知らせなければなりません。


## セクシャリティとジェンダー

　いくつかの研究が、自閉症の人には一般の人に比べて、“非異性愛”がより多く見られることを示しています。しかし、これらの研究が真実を表しているものであるかどうかについては、疑問が投げかけられてきました。また、例えばアスペルガー症候群をより明確に代表する集団を含めた数少ない研究では、同性愛などの率が有意に高いことは何も示されていません。

　少数の厳選された研究によれば、自閉症では性的倒錯の有病率が高いとのことです。これは、ほとんどの人が性的興奮を感じないような、木やブーツ、その他の物体に対して、どうしようもないほどの性的魅力を感じることを言います。

　過剰な性的行動は、ADHDの人に一般の人よりも多く見られます。無性愛〔訳注：アセクシャル、Aセクシャルともいい、他者に性的欲求を抱くことがない、あっても少ないセクシャリティのこと〕の自己報告は、おそらくその率が著しく高い自閉症／アスペルガー症候群の人を除き、ESSENCEでは珍しいことです。

　しかし、いくつかの研究から、性別違和と診断された人の中で、自閉症の率がきわめて有意に高いことが明らかになりました。これは、ジェンダーに関する医療処置を、合法となる成人年齢に達する前に実施するべきか否かを決定することを目的とした検査において、考慮しなければならないことです

（Thompson *et al.* 2021, 近刊〔訳注：その後、2022-2023年にかけて刊行済〕）。英国では、性別適合手術を受けるには、18歳になっていなければなりません（NHS 2020）。経験によれば、性別適合手術を終えた後で自らの決断を後悔するという、重大なリスクを冒す自閉症の人が一定数います。

ESSENCEを持つ人のセクシャリティとジェンダーアイデンティティに関する研究は遅れており、今後数年間、優先順位を高めて取り組まなければなりません。

ESSENCEは、少なくとも10に１つの家族に影響を与えることから、公衆
衛生の問題と考えなければなりません。これは、多くの家族が、子どもに
対する早期の診察と支援を必要としていることを意味します（Gillberg 2010;
Gillberg & Fernell 2014）。

## 患児とその家族は適切な支援を受けていないことが多い

患児とその家族が、必要とする包括的な支援を受けることは、めったにあ
りません。何らかの診断が早くも就学前に下されたとしても、実際には、は
るかに複雑な一連の問題の一面にしか光が当てられないのが普通です。自閉
症の診断基準を満たす子どもは、自閉症という特定の診断を下され、それに
伴うあらゆる治療と支援を受けるでしょう。しかし、同時にその子どもは、
知的発達症（ID）、言語の障害と注意欠如・多動症（ADHD）を、一部また
は完全に見過ごされている可能性もあるのです。当然のことですが、後者の
問題はすべて、自閉症とまったく同様に、子どもの継続的な発達に悪影響を
与える可能性が高いので、このことは大いに問題です。また、別の子どもは、
話し言葉の遅れを理由に言語聴覚士を訪ね、即座に言語の障害と診断されま
すが、同時に起きているADHDと発達性協調運動症（DCD）の問題は、何年

も発見されず、診断されないままになってしまうかもしれません。

## 1つの場所：ESSENCEセンターでの情報収集

　将来的には、家族がすべてのESSENCE分野の専門家に接触できる、いわゆる"ワン・ストップ・ショップ"を利用できるようにするべきです。少なくとも、そこには医師、看護師、心理士、および特別支援教育の専門家がいるようにしなければなりません。言語聴覚士、作業療法士、聴覚訓練士、および臨床遺伝学者など、その他の専門家にもESSENCEクリニックにかかわってもらわなければなりません。児童精神医学／小児神経学、発達心理学、遺伝学、エピジェネティクス、早期の脳の発達、家庭医学、および教育学／教授法に関する幅広い知識が、このようなESSENCEセンターでは不可欠となるでしょう。

　問題と強みを包括して詳しく調べることで、家庭と学校の両方における調整へと迅速につなげ、ストレスを減らすことができます。多くの異なる長期的研究の副次的な結果からは、これによって低い自尊心、いじめ、不登校、うつ病、自殺行為、および薬物濫用などの二次的な問題と、場合によっては、将来発症する可能性のある摂食障害や精神病さえも、予防できるかもしれないということが示されました。

## 発見／スクリーニング

　親と各種保育施設や小児クリニックのスタッフの協力の下に使用できる、さまざまなスクリーニング検査の手法（おもに質問票や観察尺度）があります。例えば、M-CHAT（自閉症用）、ESSENCEのすべてのタイプにはESSENCE-Q、"子どもの精神医学的問題"にはSDQ（子どもの強さと困難さアンケート）、そして話し言葉と言語の障害には簡単な言語スクリーニング検査などで、これらの多くは、いろいろなタイプのESSENCEを持つ子どもの

資料17.1　早期ESSENCEの危険信号

> ESSENCEスクリーニング検査の検討が必要な、未就学児の発達に関する懸念
>
> ・全般的な発達
> ・運動制御
> ・言語／コミュニケーション
> ・社会的相互交渉
> ・注意（"聞いていないように見える"）
> ・活動性（高すぎる／低すぎる）／衝動性（極端に高い）
> ・全般的な行動
> ・気分
> ・睡眠／摂食

発見にとても効果的であることがわかりました（Nygren *et al.* 2012）。これらのいくつかは、オンライン上で、無料で入手できます〔訳注：ESSENCE-Qは登録制になり，現在ダウンロードできない〕。しかし、これらは親の独断で記入するものではなく、保育施設の看護師、小児科医、または児童精神科医とともに記入することを意図しています（Hatakenaka 2018）。

　すべての子どもに対して、例えば保育施設で、早期スクリーニング検査を行うことに価値があるのかと疑問を投げかける人もいます。しかし、少なくとも自閉症、ID、および言語の障害に関しては、早期発見によって長期的予後が改善するという確かなエビデンスがあります。多くの二次的な問題が生じるまで待つことの意義は、理解し難いものです。この種の全員を対象としたスクリーニング検査を使用すれば、例えば自閉症が、はるかに早い段階で発見できることに疑いの余地はありません。そこで、多くの国で、このような早期自閉症スクリーニング検査が推奨されているのです。スクリーニング検査の手法は、例えば自閉症や言語の障害が、子どもにあるように思われる際にも、使用することができます。

## 検査と診断

　例えば自閉症や言語の障害が強く疑われ、その後、（保育施設などでの）最初のスクリーニング検査でそれが確認された場合は、診断を確定し、どのような介入が必要かを詳しく調べるために、その子どもは精密検査を受けなければなりません。小児科医や精神科医、あるいは学校の保健室を訪れる、精神や心身の問題または摂食障害が現れている年長の子どもや青年には、常にESSENCEのスクリーニング検査を行い、もし十分な徴候があれば、すべての診断プロセスを実施しなければなりません。

　ESSENCEの問題を抱える大人は、必ずと言ってよいほど、一般開業医（GP）や精神科医から別の診断（疲労、消耗、うつ病、不安症、パーソナリティ障害）を下されています。これらの症例では、常にESSENCEを検討し、スクリーニング検査を行うべきで、もし徴候／症状が見つかれば、診断のために患者を専門医に紹介しなければなりません。

　診断は、十分な教育を受けた精神科医、GP、および小児科医が、心理士と連携して下さなければなりません。ESSENCEチームをうまく機能させるには、看護師と、できれば教師、作業療法士、言語聴覚士、および理学療法士にも参加してもらうべきでしょう。さらに、小児科医や学校の保健室、できれば社会的ケアサービスとも、緊密に連携することが望ましいでしょう。

　診断プロセスは、特定（例えば、自閉症またはADHD）の正確な診断基準を満たしているかどうかを決定するだけではなく、患者本人の困難さと強みを包括して説明し、結果として、提案される支援策と治療の基礎を築くものでなければなりません。主診断（例えば、トゥレット症）を下すことは確かにできますが、それはほぼ常に、それ以外にもある別の（たいては複数の）診断（例えば、ADHDや強迫症〔OCD〕）の枠組みの中にあるはずなのです。必要に応じて、さらに別の診断（例えば、うつ病や神経性やせ症）も下さなければならないでしょう。対処／治療が可能で支援を必要とするものには、それが何であれ、主診断と併せて名前を与えなければなりません。

　検査のプロセスは、当然、人によって異なり、どの診断名が疑われそうか

によって決まります。経験豊富な臨床医は、一般に比較的容易に、検討するべき診断名を判断することができ、それぞれの特定の症例について、どの検査を行うべきかを決定します。

ESSENCEの診断が下されたら、どのような追加検査が必要かを決めなければなりません。1つまたは複数のESSENCEの状態があると診断された子どもは皆、認知レベルと（例えば、いわゆるウェクスラー検査の1つを使用した）特異的な神経心理学的プロフィールだけでなく、（例えば、Vineland やABASを使用した）適応機能に関する評価も受けるべきです。2つ以上のESSENCEの診断基準を満たす幼い子どもは、認知機能の評価と適応機能の評価をただちに受けるべきでしょう。フォローアップによれば、このような子どもは通常、保育所や幼稚園、学校、家庭、および放課後活動の際に、かなりの支援を必要とすることがわかっているからです。

検査担当の医師は、医学的検査（遺伝子検査、神経化学検査、代謝検査、脳波検査、脳画像検査など）をどの程度行うかを、親または患者本人（成人の場合）と相談して決定します。自閉症および／またはIDのある人の多くは、根底にある障害や関連のある障害（少しだけ例をあげると、てんかん、脆弱性X症候群〔FraX〕、結節性硬化症〔TS〕、神経線維腫症〔NF〕、胎児性アルコール症候群〔FAS〕、ビタミンD欠乏症、および甲状腺機能低下症など）を除外したり、確認したりするために、広範囲にわたる検査を受ける必要があります。検査チームには常に、問題となっている分野の十分な知識を持つ、経験豊かな医師に参加してもらわなければなりません。

"診断"という言葉には、"知識を通じて"、あるいは、"区別すること"という意味があります。診断は、可能な限り最善の対処法や治療を実施するために、疾患、問題、または障害を特定し、区別することを意図しているのです。もし援助や支援がまったく必要なければ、一般に診断も必要ありません。

診断と検査には、患者の強みを詳しく調べることも含めるべきです。これは、適切な介入策を決定するという観点からすれば、診断プロセスの最も重要な部分であるとも言えます。

# 介入と治療

　ESSENCEという傘は、適応機能の障害を限定的なものとするために治療や"中和"が必要と思われる、広くさまざまな症状と問題を網羅しています。

　"治療"が多くの異なる内容を指す可能性があることに、注意しなければいけません。支援の取り組み、介入、そして治療は、しばしば区別されます。

　支援の取り組みとは、介入に似ていますが、より大規模な子どもの集団（例えば、すべての子ども、すなわち、失読症〔ディスレクシア〕、話し言葉と言語の問題、あるいは睡眠の問題を抱えているすべての子ども）が対象と考えられる、より一般的で包括的な措置を伴う傾向があります。

　介入には、ある１人の子ども、またはより小規模な子どもの集団を対象とした、何らかの計画的な援助の取り組みが含まれます。ここで取られる措置は、かなり軽減が期待できる特定の問題に関する知識に基づくものです（例えば、話し言葉と言語の障害に対する話し言葉と言語の訓練、または、自閉症の子どもの一部に影響を与えるある種の感覚刺激に対する暴露を徐々に増やしていくこと）。

　治療とは、通常、治癒すること、あるいは、少なくとも一定期間（数週間、数カ月、または数年間）は症状を大幅に軽減することが期待される、特定の処置（例えば、薬物治療や認知行動療法〔CBT〕）を指します。

　"治療"という言葉は、"疾病"や"症状"などの言葉と密接に関連しています。一方、支援の取り組みと介入には、障害がもたらす悪影響を減らすことを意図した措置が含まれますが、そうした障害が、何らかの基礎疾患によって引き起こされているか否かは関係ありません。

　多くのESSENCEの問題は、治療するべき疾病ではなく、緩和されるべき障害です。しかし、対症療法は珍しいことではありません。これはADHD（集中の困難さと多動／衝動性に対する薬物療法）、OCD（強迫衝動に対するCBT）、およびDCD（特に的を絞った運動機能訓練）で採用されています。

## 家族への情報提供／親を対象とした研修プログラム

　ESSENCEの影響を受けている多くの家族にとって、正しい情報を得ることと、親を対象とした研修プログラムを利用できることは、介入プログラムの最も重要な要素です。患者とその家族の両方が、強みと困難さを含む検査結果を詳しく記した個別の報告書を必要としているのです。これは、ほぼ常に実施されなければならない複数年にわたるフォローアップ活動の基礎となります。一般に、このような情報は、家族／患者がまず情報を処理する時間を持てるように、そしてその後、別の機会に、新たに得た知識に基づいて質問ができるように、数週間または数カ月間あけて、少なくとも２回に分けて提供しなければなりません。

　親を対象としたESSENCEに関する研修プログラムは、直面している問題に合わせたものである場合、大変有意義なものとなり得ますが、一般的なペアレントトレーニングの類としての機能しか果たさない場合は、特別な価値はまったくないと言ってもよいでしょう。いくつかのフォローアップ研究によれば、"家族で過ごす週末"、さらには"家族で過ごす数週間"が、生活の質を大いに改善できるとのことです。これらは、ESSENCEの問題を抱えるいくつかの家族が（ときには寄宿学校のような形式で）集まり、講義を聴いたり、問題について専門家に相談したり、お互いに話し合ったりするものです。第２章で紹介したPR-ESSENCEモデルが、最終的には"標準"となるかもしれません（Johnson *et al.* 2020）。

　ESSENCEを持つ子どもの親や兄弟姉妹はESSENCEの有病率が高いことを、承知しておく必要があります。そして、最初に診断された子どもにのみ注目するのではなく、必要に応じて、親や兄弟姉妹にも、検査や追加支援を提供しなければなりません。

## ESSENCEを持つ人への情報提供

　子どもが何歳で、あるいは、どの時点で、自分の診断についてより詳しい情報を学ぶべきかについては、答えることができません。しかし、一般的に言えば、早ければ早いほどよいでしょう。子どもの診断、困難さ、そして強み（これがときとしてきわめて重要なのです）について、いかなる批判的態度も恐れずにオープンに話せることは、ほとんどの場合、家族のためになります。

　当然のことですが、診断について子どもに説明するときには、複雑すぎる言葉や、専門用語を使ってはいけません。最も重要なのは、必ず、子どもが説明を正確に理解できるようにすることです。子どもの年齢によっては、話し合い／説明の全部または一部に、親が付き添うことが一番よいかもしれません。医療専門家が低学年の子どもに、自分がDCDやADHDを"持っている"ことを理解させる方法の一例としては、特定の機能（微細運動技能やじっとしている能力など）を検査し、"これはあなたにはちょっと難しいようですね。こういった難しさは、DCDとかADHDと言われることがあるのですが、その意味は……"というような話をすることがあげられます。

　医師や心理士が、年長の子どもや十代の若者に情報を伝えることを任された場合、診断についての説明として考えられるのは、次のようなものでしょう。"検査から、あなたのプロフィールにはでこぼこがあることがわかりました。つまり、［これらの分野では］とてもうまくやっているのですが、［別のある分野では］いくらか難しいところもあるようです。あなたはこの評価について、同じ考えですか？" 答えは通常、"まったくその通り！"とか、"わかってるよ！"といった類のもので、困難さと強みをひとまとめにした"パノラマ"への取り組みがしやすくなります。当然、自分の根本的な問題に事実上まったく気づいておらず、自分のことを"ばか"だとか、"反逆者"だとか、不当に批判されてきた者だと考えている子どももいます。このことは事態を複雑にしますが、適切な心理教育的アプローチを見つけられさえすれば、これらの症例でも進展は見られます。ESSENCEの問題に関して言えば、

最も重要なことの1つは、患者に自らの困難さだけでなく、強みも自覚させることなのです。

## 周囲の人への情報提供

　子どもとその親以外に、誰に情報を提供するべきかについては、家族と相談しながらケースバイケースで決めなければなりません。可能であれば、一般に、兄弟姉妹とその他の特に親しい人に知らせるのが一番よい方法で、特別な機会を設けたり、ペアレントトレーニングと同時に行ったりします。保育所や幼稚園、および学校の教師（ときには園長や校長も）には、教育上必要な調整が何であれ、通常、それについて知らせる必要があります。そうすることで初めて、親、子ども、そして学校の連携による最適な手段が取れるのです。

## 長期フォローアップ

　ESSENCEに包括される1つまたは複数の診断カテゴリーの診断基準を、就学前または低学年のときに満たすほぼすべての子どもは、その後何年もの間、ときには成人期に入ってからも、フォローアップを受けなければなりません。とはいえ、フォローアップのための頻繁な受診はほとんど必要ありませんし、1、2年に1回のフォローアップしか必要ない場合もあります。理想を言えば、家族が常に、診断に関して相談をしたチームと同じチームを頼れるようにするべきですが、実際にはこれは必ずしも可能ではありません。
　症状と支援策については、折に触れ評価しなければなりません。人生のさまざまな段階で、異なる問題が多かれ少なかれ目立つようになる可能性があります。つまり、ある時期には自閉症的症状が、別の時期にはADHDの症状が、そしてさらに別の時期には、学校での学習の困難さ、チック、強迫衝動、うつ病、自傷行為などが特徴となることがあるのです。

たった１つの確定診断を小児期早期に下すことは、どのような場合でも間違っています。例えば、自閉症の未就学児が常に何らかの自閉症的特性を示しているとしても、最終的に、その併存症（同時に発生している別の問題）の方にも、支援（自閉症に対する支援よりも多い場合もあれば、少ない場合もあります）が必要になることが多々あります。


## 薬物治療を含む特別な治療法

　ESSENCEの分野における最も一般的な、的を絞った特別な治療としては、（例えば、OCDの併存の有無にかかわらず、トゥレット症における）CBT、話し言葉と言語の訓練（失読症〔ディスレクシア〕に対する音韻意識トレーニングなど）、（DCDにおける）運動制御訓練、および（特に重度のADHDの症例における）各種薬物療法があります。これらはすべて、本書の該当する各章で要点を説明しています。


## 社会の認識

　ESSENCEに対する社会の認識を高めることは、神経発達上の問題を抱える人を寛容に受け入れる考え方をはぐくむ第一歩です。自閉症、ADHD、DCD、およびトゥレット症などの問題についてオープンに話すための第一の前提条件は、それぞれの問題に名前を与えることです。なぜなら、これによって情報を見つけることがずっと容易になるからです。あらゆる診断用語に賛否両論がありますが、それでもやはり、それらが何を意味するのか、また、どのように使われているのかを把握しておかなければなりません。名前があるものは、それについて語れるのですから（ウィトゲンシュタインの、"語り得ぬものについては、沈黙しなければならない"という言葉を参照）。
　子どもにかかわる人、例えば、教師、小児科医、児童青年精神科医、保育施設の職員、児童心理士、言語聴覚士、理学療法士、作業療法士、小児科の

看護師、およびその他の専門家集団は皆、この分野についての教育を受けるだけでなく、そのあらゆる急速な発展に遅れずについていかなければなりません。このことは、成人を対象とした精神科医、GP、ソーシャルワーカー、職業紹介事業所の職員、社会保険庁の職員、警察官、弁護士、刑務官、および依存症治療施設の職員にも当てはまります。

　一番よいのは、できれば小学校で、子ども達にこれらの問題について正しい情報を与えることでしょう。これによって、いじめや仲間外れが減る可能性が高いからです。

## 終わりに

　最後に、現代社会における最もさし迫った公衆衛生上の懸念の１つである ESSENCEについて、広く人々に知らせるに当たり、この本が役に立つことを願っています。

### 〈参考文献〉

Aicardi, J. (2009) *Diseases of the Nervous System in Childhood* (Clinics in Developmental Medicine) (Third edition). London: Mac Keith Press.

Åkefeldt, A., Åkefeldt, B., & Gillberg, C. (1997) Voice, speech and language characteristics of children with Prader-Willi syndrome. *Journal of Intellectual Disability Research 41*, 4, 302–311.

American Psychiatric Association (1987) *Diagnostic and Statistical Manual of Mental Disorders Third Edition Revised* (DSM-Ⅲ-R). Washington, DC: APA.（アメリカ精神医学会著、高橋三郎訳『DSM-Ⅲ-R　精神障害の診断・統計マニュアル』医学書院、1988年、ISBN 9784260117388）

American Psychiatric Association (1994) *Diagnostic and Statistical Manual of Mental Disorders Fourth Edition* (DSM-IV). Washington, DC: APA.（アメリカ精神医学会著、高橋三郎／大野裕／染矢俊幸訳『DSM-Ⅳ　精神疾患の診断・統計マニュアル』医学書院、1996年、ISBN 9784260118040）

American Psychiatric Association (2013) *Diagnostic and Statistical Manual of Mental Disorders Fifth Edition* (DSM-5). Washington, DC: APA.（アメリカ精神医学会著、日本精神神経学会監修、髙橋三郎／大野裕監訳、染矢俊幸／神庭重信／尾崎紀夫／三村將／村井俊哉訳『DSM-5 精神疾患の診断・統計マニュアル』医学書院、2014年、ISBN9784260019071）

Arvidsson, O., Gillberg, C., Lichtenstein, P., & Lundström, S. (2018) Secular changes in the symptom level of clinically diagnosed autism. *Journal of Child Psychology and Psychiatry 59*, 7, 744–751.

Arzimanoglou, A., O'Hare, A., Johnston. M.V., & Ouvrier, R. (eds) (2018) *Aicardi's Diseases of the Nervous System in Childhood* (Fourth edition). London: Mac Keith Press.

Asperger, H. (1944) Die "Autistischen Psychopathen" im Kindesalter. *Archiv für Psychiatrie und Nervenkrankheiten 117*, 76–136.

Biederman, J., Mick, E., Wozniak, J., Monuteaux, M.C., Galdo, M., & Faraone, S.V. (2003) Can a subtype of conduct disorder linked to bipolar disorder be identified? Integration of findings from the Massachusetts General Hospital Pediatric Psychopharmacology Research Program. *Biological Psychiatry 53*, 11, 952–960.

Coffey, B.J., Biederman, J., Geller, D.A., Spencer, T., et al. (2000) The course of Tourette's disorder: A literature review. *Harvard Review of Psychiatry 8*, 4, 192–198.

Coleman, M. & Gillberg, C. (2012) *The Autisms* (Fourth edition). New York, NY: Oxford University Press.

Comings, D.E. (1995) Tourette's syndrome and psychiatric disorders. *British Journal of Psychiatry 166*, 3, 399.

Delorme, R., Ey, E., Toro, R., Leboyer, M., Gillberg, C., & Bourgeron, T. (2013) Progress toward treatments for synaptic defects in autism. *Nature Medicine 19*, 685–694.

Faraone, S.V., Sergeant, J., Gillberg, C., & Biederman, J. (2003) The worldwide prevalence of ADHD: Is it an American condition? *World Psychiatry 2*, 2, 104–113.

Fernell, E., Hedvall, Å., Westerlund, J., Höglund Carlsson, L., et al. (2011) Early intervention in 208 Swedish preschoolers with autism spectrum disorder: A prospective naturalistic study. *Research in Developmental Disabilities 32*, 6, 2092–2101.

Frith, U. (2003) *Autism: Explaining the Enigma* (Second edition). Malden: Blackwell Publishing.（ウタ・フリス著、冨田真紀／清水康夫／鈴木玲子訳『新訂 自閉症の謎を解き明かす』東京書籍、2009年　ISBN9784487799190）

Gillberg, C. (1995) *Clinical Child Neuropsychiatry*. Cambridge: Cambridge University Press.

Gillberg, C. (2010) The ESSENCE in child psychiatry: Early Symptomatic Syndromes Eliciting Neurodevelopmental Clinical Examinations. *Research in Developmental Disabilities 31*, 6, 1543–1551.

Gillberg C. (2014) *ADHD and Its Many Associated Problems*. New York, NY: Oxford University Press.

Gillberg, C. (2018) *ESSENCE 2018 Book of Abstracts*. Gothenburg: Danagård Litho.

Gillberg, C. & Fernell, E. (2014) Autism plus versus autism pure. *Journal of Autism and Developmental Disorders 44*, 3274–3276.

Gillberg, C., Lundström, S., Fernell, E., Nilsson, G., & Neville, B. (2017) Febrile seizures and epilepsy: Association with autism and other neurodevelopmental disorders in the Child and Adolescent Twin Study in Sweden. *Pediatric Neurology 74*, 80–86.

Gillberg, C. & O'Brien, G. (eds) (2000) *Developmental Disability and Behaviour* (Clinics in Developmental Medicine No. 149). London: Mac Keith Press.

Gillberg, C. & Söderström, H. (2003) Learning disability. *Lancet 362*, 9386, 811–821.

Gillberg, I.C. & Gillberg, C. (1989) Asperger syndrome – some epidemiological considerations: A research note. *Journal of Child Psychology and Psychiatry 30*, 4, 631–638.

Hagerman, R.J., Berry-Kravis, E., Hazlett, H.C., Bailey, D.B. Jr., et al. (2017) Fragile X syndrome. *Nature Reviews Disease Primers 3*, 17065.

Hatakenaka, Y. (2018) Early detection of ESSENCE in Japanese 0–4-year-olds: Studies of neurodevelopmental problems in the community and in clinics. Doctoral thesis, University of Gothenburg, Sahlgrenska Academy.

Hatakenaka, Y., Ninomiya, H., Billstedt, E., Fernell, E., & Gillberg, C. (2017) ESSENCE-Q – used as a screening tool for neurodevelopmental problems in public health checkups for young children in south Japan. *Neuropsychiatric Disease and Treatment 13*, 1271–1280.

Helles, A. (2016) *Asperger Syndrome in Males over Two Decades*. Gothenburg: University of Gothenburg.

Jamain, S., Quach, H., Betancur, C., Råstam, M., et al. (2003) Mutations of the X-linked genes encoding neuroligins NLGN3 and NLGN4 are associated with autism. Paris Autism Research International Sibpair Study. *Nature Genetics 34*, 1, 27–29.

Johnson, M., Fernell, E., Preda, I., Wallin, L., et al. (2019) Paediatric acute-onset neuropsychiatric syndrome in children and adolescents: An observational cohort study. *Lancet Child Adolescent Health 3*, 3, 175–180.

Johnson, M., Fransson, G., Östlund, S., Areskoug, B., & Gillberg, C. (2017) Omega 3/6 fatty acids for reading in children: A randomized, double-blind, placebo-controlled trial in 9-year-old mainstream schoolchildren in Sweden. *Journal of Child Psychology and Psychiatry 58*, 1, 83–93.

Johnson, M., Gillberg, I.C., Vinsa, I., Fransson, G., et al. (2020) A randomized controlled trial of a new intervention in Early Symptomatic Syndromes Eliciting Neurodevelopmental Clinical Examinations: PR-ESSENCE (*Journal of Child Psychology and Psychiatry under review* 〔訳注：European Child & Adolescent Psychiatry (2023) 32:63–74に掲載〕).

Johnson, M., Östlund, S., Fransson, G., Kadesjö, B., & Gillberg, C. (2009) Omega-3/ omega-6 fatty acids for attention deficit hyperactivity disorder: A randomized placebo-controlled trial in children and adolescents. *Journal of Attention Disorders 12*, 5, 394–401.

Kadesjö, B. & Gillberg, C. (1999) Developmental coordination disorder in Swedish 7-year-old children. *Journal of the American Academy of Child Adolescent Psychiatry 38*, 7, 820–828.

Kadesjö, B. & Gillberg, C. (2000) Tourette's disorder: Epidemiology and comorbidity in primary school children. *Journal of the American Academy of Child Adolescent Psychiatry 39*, 5, 548–555.

Kadesjö, B. & Gillberg, C. (2001) The comorbidity of ADHD in the general population of Swedish school-age children. *Journal of Child Psychology and Psychiatry 42*, 4, 487–492.

Kadesjö, C., Kadesjö, B., Hägglöf, B., & Gillberg, C. (2001) ADHD in Swedish 3- to 7-year-old children. *Journal of the American Academy of Child Adolescent Psychiatry 40*, 9, 1021–1028.

Kanner, L. (1943) Autistic disturbances of affective contact. *Nervous Child 2*, 217– 250.

Kopp, S. (2010) Girls with social and/or attention impairments. Doctoral thesis, University of Gothenburg, Sahlgrenska Academy.

Kopp, S. & Gillberg, C. (1997) Selective mutism: A population-based study: A research note. *Journal of Child Psychology and Psychiatry 38*, 2, 257–262.

Lundström, S., Chang, Z., Råstam, M., Gillberg, C., et al. (2012) Autism spectrum disorders and autistic like traits: Similar etiology in the extreme end and the normal variation. *Archives of General Psychiatry 69*, 1, 46–52.

Lundström, S., Reichenberg, A., Melke, J., Råstam, M., et al. (2015) Autism spectrum disorders and coexisting disorders in a nationwide Swedish twin study. *Journal of Child Psychology and Psychiatry 56*, 6, 702–710.

Miniscalco, C. (2007) Language problems at 2½ years of age and their relationship with school-age language impairment and neuropsychiatric disorders. Doctoral thesis, University of Gothenburg.

Miniscalco, C., Nygren, G., Hagberg, B., Kadesjö, B., & Gillberg, C. (2006) Neuropsychiatric and neurodevelopmental outcome of children at age 6 and 7 years who screened positive for language problems at 30 months. *Developmental Medicine and Child Neurology 48*, 5, 361–366.

Minnis, H., Macmillan, S., Pritchett, R., Young, D., et al. (2013) Prevalence of reactive attachment disorder in a deprived population. *British Journal of Psychiatry 202*, 5,

342–346.

NHS (2020) 'Gender Dysphoria: Treatment.' Accessed on 22/10/20 at https://www.nhs.uk/ conditions/gender-dysphoria/treatment.

Nilsson, G., Fernell, E., Arvidsson, T., Neville, B., Olsson, I., & Gillberg, C. (2016) Prevalence of febrile seizures, epilepsy, and other paroxysmal attacks in a Swedish cohort of 4-year-old children. *Neuropediatrics 47*, 6, 368–373.

Nygren, G., Sandberg, E., Gillstedt, F., Ekeroth, G., Arvidsson, T., & Gillberg, C. (2012) A new screening programme for autism in a general population of Swedish toddlers. *Research in Developmental Disabilities 33*, 4, 1200–1210.

Påhlman, M., Gillberg, C., Wentz, E., & Himmelmann, K. (2020) Autism spectrum disorder and attention-deficit/hyperactivity disorder in children with cerebral palsy: Results from screening in a population-based group. *European Child and Adolescent Psychiatry* (online ahead of print).

Polatajko, H.J. & Cantin, N. (2005) Developmental coordination disorder (dyspraxia): An overview of the state of the art. *Seminars in Pediatric Neurology 12*, 4, 250–258.

Råstam, M. (1990) Anorexia nervosa in Swedish urban teenagers. Doctoral thesis, University of Gothenburg.

Rasmussen, P. & Gillberg, C. (2000) Natural outcome of ADHD with developmental coordination disorder at age 22 years: A controlled, longitudinal, community-based study. *Journal of the American Academy of Child Adolescent Psychiatry 39*, 11, 1424–1431.

Reilly, C., Atkinson, P., Das, K.B., Chin, R.F., et al. (2014) Neurobehavioral comorbidities in children with active epilepsy: A population-based study. *Pediatrics 133*, 6, 1586–1593.

Robertson, J. & Robertson, J. (1971) Young children in brief separation: A fresh look. *Psychoanalytic Study of the Child 26*, 1, 264–315.

Sadiq, F.A., Slator, L., Skuse, D., Law, J., Gillberg, C., & Minnis, H. (2012) Social use of language in children with reactive attachment disorder and autism spectrum disorders. *European Child and Adolescent Psychiatry 21*, 267–276.

Sim, F., O'Dowd, J., Thompson, L., Law, J., et al. (2013) Language and social/ emotional problems identified at a universal developmental assessment at 30 months. *BMC Pediatrics 13*, 206.

Swedo, S.E., Frankovich, J., & Murphy, T.K. (2017) Overview of treatment of pediatric acute-onset neuropsychiatric syndrome. *Journal of Child and Adolescent Psychopharmacology 27*, 7, 562–565.

Swedo, S.E., Leckman, J.F., & Rose, N.R. (2012) From research subgroup to clinical syndrome: Modifying the PANDAS criteria to describe PANS (pediatric acuteonset neuropsychiatric syndrome). *Pediatrics Therapeutics 2, 2, Article No. 113.*

Thompson, L., Sarovic, D., Wilson, P., Sämfjord, A. & Gillberg, C. (2021, to be published) A PRISMA systematic review of adolescent onset gender dysphoria: epidemiology, comorbidity, treatment and outcome.〔訳注：論文タイトルが変更され、2022 ～ 2023 年に PLOS Global Public Health 2(3): e0000245、2(5): e0000426、3(8): e0001478に掲載〕

Waterhouse, L., London, E., & Gillberg. C. (2017) The ASD diagnosis has blocked the discovery of valid biological variation in neurodevelopmental social impairment. *Autism Research 10*, 7, 1182.

Wechsler, D. (2008) *Wechsler Adult Intelligence Scale – Fourth Edition.* Bloomington, MN: Pearson.（David Wechsler著、日本版WAIS-IV刊行委員会／上野 一彦／石隈利紀／大六一志／山中克夫／松田修 日本版作成『WAIS-IV知能検査 日本版』日本文化科学社、2018年）

Wechsler, D. (2012) *Wechsler Preschool and Primary Scale of Intelligence – Fourth Edition.* Bloomington, MN: Pearson.（David Wechsler著、日本版WPPSI-III刊行委員会／大六一志／渡辺弥生 日本版作成『WPPSI-III知能検査 日本版』日本文化科学社、2017年）

Wechsler, D. (2014) *Wechsler Intelligence Scale for Children – Fifth Edition.* Bloomington, MN: Pearson.（David Wechsler著 日本版WISC-V刊行委員会／上野 一彦／石隈利紀／大六一志／松田修／名越斉子／中谷一郎 日本版作成『WISC-V知能検査 日本版』日本文化科学社、2021年）

World Health Organization (2018) *International Classification of Diseases, 11th Revision* (ICD-11). Geneva: WHO.

# 索　引

# 監修者 あとがき（1）

琉球大学人文社会学部人間社会学科教授　畠中雄平

ESSENCE（Early Symptomatic Syndromes Eliciting Neurodevelopmental Clinical Examinations〔神経発達的診察が必要になる早期徴候症候群〕）は、ギルバーグ先生が2010年に *Research in Developmental Disabilities* 誌に発表した論文、The ESSENCE in child psychiatry：Early Symptomatic Syndromes Eliciting Neurodevelopmental Clinical Examinationsで提唱した概念です。ESSENCEは、従来の疾病や障害の診断名ではなく、児童精神医学や発達臨床の対象となる神経発達症に代表される診断や障害においては、症状の共有や診断の併存することが"例外ではなく「ルール」"であり複数の専門家による包括的なアセスメントとそれに基づいた支援／介入／治療が早期からなされることが必要である、という"考え方"です。ギルバーグ先生は、1983年のDAMP（Deficits in Attention, Motor and Perception, ADHDとDCDが併存している状態）についての論文（Gillberg, C. (1983) Perceptual, motor and attentional deficits in Swedish primary school children. Some child psychiatric aspects. *Journal of Child Psychology and Psychiatry*, 24, 377-403.）でこの問題に言及しており、その後も新たなアプローチの必要性を指摘して、ESSENCEという包括的なコンセプトを提唱しました。

ESSENCEの論文が発表された当時、早期発見・早期介入の重要性に関するエビデンスが蓄積され始め、特定の神経発達症に特化した早期介入が有効であるということが言われ始めましたが、私自身は、特定の診断名だけではその子の発達の特性や個性を十分に説明できないと感じ、カテゴリカルな診断分類に基づく早期徴候の研究や特化した支援に戸惑いを覚えていました。そんな中で、ギルバーグ先生の論文に出会い、（僭越な言い方かもしれませんが）まさに「我が意を得たり」と感じ、それが私の臨床活動や研究活動のその後の基盤となりました。また、児童の領域に限らず、精神医学的・臨床心理学的な援助や治療の対象となる人々の背景に潜むESSENCEの問題に意識

を向けることで、新たな視点が得られるようになりました。

　本書のスウェーデン語版は2018年にNatur & Kultur社から、今回の翻訳の底本となった英語版は2021年にJessica Kingsley Publishers社からそれぞれ発刊されています。この本では、ESSENCEについての総論、ESSENCEの傘の下に入るさまざまな状態像、児童期・青年期・成人期のESSENCEの問題の表現形を具体的に示す３つの症例、それぞれのライフステージにおけるESSENCEの影響、そして、包括的な支援のためのESSENCEセンターの重要性について述べられています。監修者のひとりとして、ESSENCEの問題を有する人たちの支援や広く子どもの問題に関わっている専門家や成人の精神医学領域で仕事をされる方たちに読んでいただき、社会の中でESSENCEのある人が、その人らしくいきいきと生きていくことが"例外ではなく「ルール」"となることを心から願っています。

# 監修者　あとがき（2）

発達が気になる子どもと家族を地域で支える
――ESSENCEチームによる地域支援――のご紹介

高知県立療育福祉センター副センター長・高知ギルバーグ発達神経精神医学センター長
北添紀子

　*The ESSENCE of Autism and Other Neurodevelopmental Conditions* の日本語版出版に際して、ESSENCEチームによる地域支援のご紹介の機会をいただき、大変ありがたく存じます。神経発達症について広く認知されてきたことにより、かかわっている子どもの発達が気になりながらも、ご自身の判断に自信が持てない地域の支援者（保健師、保育士）もいるのではないでしょうか。特に高知県のように子どもの発達に関わる専門職が偏在している地域では、受診や施設利用自体に相当の時間を要します。加えて、早期から医学的、福祉的フォローを受けている方も、発達の特性や個性は気がかりだけど専門的フォローを受けていない方も、住み慣れた地域で日常的に子どもと保護者を支援する体制が重要と考えています。このような考えのもと、高知ギルバーグ発達神経精神医学センターでは（以下、高知ギルバーグセンター）、ギルバーグ教授が提案される「ESSENCE Centres」には遠くおよばないものですが、令和2年度からESSENCEチームによる地域支援を開始しました。

　この活動では、保健師、保育士、両者の連携を支えるために、心理士、言語聴覚士、理学療法士、（医師）からなるESSENCEチームが集中的に地域を訪問しています。地域の支援者とともに子どもの発達を見立てる際に、ギルバーグ教授の提唱されたESSENCEを共通言語として活用しています。ESSENCE（Early Symptomatic Syndromes Eliciting Neurodevelopmental Clinical Examinations）の概念を取り入れることで、子どもの発達を包括的にみることができ、また、ESSENCE導入前は「なんとなく気になる」だったのが、「＊＊がどの程度気になる」と、気になる点が明確になるように思い

ます。職種の違う支援者の共通言語としてとても実際的で使いやすい（このような言い方で申し訳ないのですが）概念です。さらに、特定の専門的な知識がなくても誰もが理解しやすい内容です。

　ESSENCEチームは、1）保健師に対するサポート（乳幼児健診で、子どもの発達の見立て、健診後の子どもや保護者のフォローアップができるように支援する）、2）保育士に対するサポート（保育所のコンサルテーション、ティーチャーズ・トレーニングなどを通じて、保育士個人および保育所全体が、子どもをより深く理解する見立てと、それをもとにした支援や配慮が継続できるように支援する）、3）保健師、保育士による保護者支援をサポート（保護者対象の相談会やペアレント・プログラムなどを通して保健師、保育士の保護者支援のスキルが向上するように支援する）の3つのプログラムを実施しています。また保育所訪問には保健師も同行することで、保健師は日常場面での子どもの様子を知ることができ、保健師、保育士がより連携を取りやすくなっているように思われます。その際にもESSENCEという共通言語があるのでスムーズに話し合いがなされているようです。

　高知ギルバーグセンターでは、ESSENCEについての研修会も実施しております。ESSENCEについて、私たちは本当に正確に伝えられているのかという不安もありました。今回この著書が日本語に翻訳されることで、私どももギルバーグ教授の考え方を、より正確に、より深く理解できるでしょう。また、ESSENCEのことをご存じない方にも広く伝わっていくことをとても嬉しく思います。翻訳をしてくださった石川ミカ様、監修をしてくださった田中康雄先生、畠中雄平先生に心よりお礼を申し上げます。

# 監修者　あとがき（3）

医療法人社団倭会　こころとそだちのクリニックむすびめ

院長　田中康雄

　本書は、著者であるギルバーグ博士が2010年に提唱したESSENCE（Early Symptomatic Syndromes Eliciting Neurodevelopmental Clinical Examinations〔神経発達的診察が必要になる早期徴候症候群〕）について、簡潔明瞭に著したものです。このたび、高知ギルバーグ発達神経精神医学センターの畠中雄平元所長と現在の所長である北添紀子先生と一緒に監修できたことを、数年前からセンターの幽霊研究員である僕は、とても嬉しく思います。

　本書の概要は畠中雄平先生があとがき（1）で、日本における実践は北添紀子先生があとがき（2）で、充分に述べておられます。

　僕は、「発達障害」臨床を長くしてきたなかで、カテゴリー診断の限界と、それでも丁寧に個々に、できるだけ早い段階で関わる必要性を痛感してきました。そんな僕にとって、ESSENCEという概念は、まさに僕の日々の不安な臨床を支える勇気となっています。

　アスペルガー症候群の診断基準や、本書でも触れたDAMPという概念の提唱など、僕にとってギルバーグ先生の主張は、以前から日々の臨床に合点がいくものばかりでした。既存の診断に当てはめるのではなく、ひとり一人を丁寧に診ていれば、当然という考え方を、形にし続けてきた先生だと勝手に思っていました。その最終形態といってもよいESSENCEという考え方を、ようやく本書によって多くの方々へ届けられるのです。臨床家だけでなく、本人、家族、および日々の生活の応援者らにとっても、本書は有益なものであると確信しています。

　翻訳の石川ミカさんには、今回もとても丁寧にわかりやすい言葉にしていただき、畠中雄平先生には、これもまた細やかに校正していただき、北添紀子先生には原文と照らし合わせた丁寧な校正をいただきました。監修とは名

ばかりの僕は、すべて皆さんに助けられ、恥ずかしいながら本書に名を連ねることとなりました。

　日々の臨床同様に、多くの方に助けられていると実感しました。

# 著者紹介 ••••••••••••••••••••••••••••••••

**クリストファー・ギルバーグ**（Christopher Gillberg, MD, Ph.D.）

1950 年生まれ。スウェーデンのイェーテボリ大学で児童青年精神医学分野の教授として研究・教育に従事。2010 年にギルバーグ神経精神医学センターを設立。サルグレンスカ大学病院児童精神神経科医長。

臨床現場における複雑な精神医学／神経発達の問題を抱える患者と家族の治療と支援への広範な取り組みは 45 年を超え、神経発達障害分野に関する 700 本以上の科学論文と多数の本を執筆。

ロンドン大学、ユニバーシティ・カレッジ・ロンドン、グラスゴー大学、エディンバラ大学、パスツール研究所、高知大学において客員教授や名誉教授を務め、その研究成果により、国内外で数々の賞を受賞。

# 監修者紹介 ••••••••••••••••••••••••••••••

**田中　康雄**（たなか　やすお）

1958 年、栃木県生まれ。児童精神科医・臨床心理士。獨協医科大学医学部卒。北海道内の精神科病院での勤務後、国立精神・神経センター精神保健研究所の児童・思春期精神保健部児童期精神保健研究室長、北海道大学大学院教育学研究院教授、同附属子ども発達臨床研究センター教授を経て、現在、医療法人社団倭会 こころとそだちのクリニックむすびめ院長。北海道大学名誉教授、日本児童青年精神医学会認定医。

主な著書として、『ADHD の明日に向かって　増補版』（星和書店、2004 年）、『軽度発達障害——繋がりあって生きる』（金剛出版、2008 年）、『生活障害として診る発達障害臨床』（中山書店、2016 年）、『「発達障害」だけで子どもを見ないで——その子の「不可解」を理解する』（SB 新書、2019 年）、『僕の児童精神科外来の覚書——子どもと親とともに考え、悩み、実践していること』（日本評論社、2022 年）。監修として、『わかってほしい！ 気になる子』（学習研究社、2004 年）。また翻訳監修として、クリストファー・ギルバーグ『アスペルガー症候群がわか

る本』（森田由美訳、2003 年）、ダイアン・M. ケネディ『ADHD と自閉症の関連がわかる本』（海輪由香子訳、2004 年）、エドナ・D・コープランド他編『教師のためのLD・ADHD 教育支援マニュアル』（海輪由香子訳、2004 年）、ジョージ・J・デュポール他『学校のなかの ADHD』（森田由美訳、2005 年）、ルース・シュミット・ネーブン他『ADHD 医学モデルへの挑戦』（森田由美訳、2006 年）、トム・ハートマン『なぜ ADHD のある人が成功するのか』（海輪由香子訳、2006 年）、スティーブン・V・ファラオーネ『子どものメンタルヘルスがわかる本』（豊田英子訳、2007 年）、アーサー・E・ヨングスマ他著『臨床現場で使える思春期心理療法の治療計画』（西川美樹訳、2010 年）、ロバート・L・ヘンドレン編著『子どもと青年の破壊的行動障害—— ADHD と素行障害・反抗挑戦性障害のある子どもたち』（松井由佳訳、2011 年）、テレサ・ボーリック『アスペルガー症候群と思春期——実社会へ旅立つ準備を支援するために』（丸山敬子訳、2012 年）、キャロル・グレイ他『いじめの罠にさようなら　クラスで取り組むワークブック——安全な学校をつくるための子ども間暴力防止プログラム』（小川真弓訳、2013 年）、アラン・E・カズン『子どもと青年の素行障害——診断・アセスメントから予防・治療まで』（吉田ちはる訳、2013 年）、アーサー・E・ヨングスマ他『臨床現場で使える思春期心理療法の経過記録計画』（坂本律訳、2015 年）、アーサー・E・ヨングスマ他著『教育現場で使えるスクールカウンセラーとスクールソーシャルワーカーのための支援計画』（東眞理子訳、2015 年）、クリストファー・J・パトリック編『サイコパシー・ハンドブック』（松井由佳他訳、2015 年）、スーザン・ヤング、ジェシカ・ブランハム『大人の ADHD のアセスメントと治療プログラム——当事者の生活に即した心理教育的アプローチ』（石川ミカ訳、2015 年）が共に明石書店より刊行。

## 畠中　雄平（はたけなか　ゆうへい）

琉球大学人文社会学部教授。前高知ギルバーグ発達神経精神医学センター所長。児童精神科医。
本書の著者であるクリストファー・ギルバーグ教授のもと、イェーテボリ大学サルグレンスカアカデミーで PhD の学位を取得。筆頭著者でギルバーグ先生との共著論文として以下のものがある。
Hatakenaka Y, Kotani H, Yasumitsu-Lovell K, Suzuki K, Fernell E, Gillberg C. (2016) Infant Motor Delay and Early Symptomatic Syndromes Eliciting

Neurodevelopmental Clinical Examinations in Japan. *Pediatric Neurology.* 54, 55-63.

Hatakenaka Y, Fernell E, Sakaguchi M, Ninomiya H, Fukunaga I, Gillberg C. (2016). ESSENCE-Q - a first clinical validation study of a new screening questionnaire for young children with suspected neurodevelopmental problems in south Japan. *Neuropsychiatric Disease and Treatment.* 12, 1739-1746.

Hatakenaka Y, Ninomiya H, Billstedt E, Fernell E, Gillberg C. (2017). ESSENCE-Q - used as a screening tool for neurodevelopmental problems in public health checkups for young children in south Japan. *Neuropsychiatric Disease and Treatment.* 13, 1271-1280.

Hatakenaka Y, Maeda M, Ninomiya H, Hachiya K, Fernell E, Gillberg C. (2020). ESSENCE-Q obtained in routine Japanese public child health check-ups may be a valuable tool in neurodevelopmental screening. *Acta Paediatrica.* 109(4), 764-773.

Hatakenaka Y, Hachiya K, Ikezoe S, Åsberg Johnels J, Gillberg C. (2022). How Accurately Does the Information on Motor Development Collected During Health Checkups for Infants Predict the Diagnosis of Neurodevelopmental Disorders? - A Bayesian Network Model-Based Study. *Neuropsychiatric Disease and Treatment.* Oct 19;18, 2405-2420.

## 北添　紀子 (きたぞえ　のりこ)

現在、高知県立療育福祉センター副センター長、高知ギルバーグ発達神経精神医学センター長。児童精神科医。臨床心理士。医学博士（高知大学）。

高知県生まれ。1990 年高知医科大学医学部卒業後、高知医科大学神経精神科、高知市内の精神科勤務、鳴門教育大学、高知大学保健管理センターを経て、2017 年より現職。

主な論文として,

北添紀子（2012）．広汎性発達障害のある大学生の心理療法過程——箱庭療法を中心に．箱庭療法研究，24 巻 3 号，19-33.

北添 紀子（2013）．社交不安障害の大学生の箱庭療法過程——恥ずかしさの奥にある攻撃性とその現代的表現．箱庭療法学研究，26 巻 1 号，43-53.

Kitazoe N, Inoue S, Izumoto Y, Kumagai N, Iwasaki Y. (2015). The Autism-Spectrum Quotient in university students: pattern of changes in its scores and associated factors. *Asia-Pacific Psychiatry*. 7(1), 105-12.

Kitazoe N, Fujita N, Izumoto Y, Terada SI, Hatakenaka Y. (2017). Whether the Autism Spectrum Quotient consists of two different subgroups? Cluster analysis of the Autism Spectrum Quotient in general population. *Autism*. 21(3), 323-332.

ギルバーグ教授との共著論文として

Kitazoe N, Mimoto S, Fukunaga I, Hamaguchi M, Hatakenaka Y, Gillberg C. (2024). The ESSENCE-Q: Can specialist supervision improve scoring agreement across specialist and public health nurses/nursery teachers? *Acta Paediatrica*. 113(2), 267-275.

# 訳者紹介 ●●●●●●●●●●●●●●●●●●●●●●●●●●●●●●●●

## 石川　ミカ（いしかわ　みか）

国際基督教大学教養学部人文科学科卒業。外資系銀行勤務を経て、障害・福祉・リハビリテーション分野の翻訳に従事。

主な訳書として、マルチメディア DAISY 図書『賢者の贈りもの』（オー・ヘンリー著、公益財団法人日本障害者リハビリテーション協会、2007 年）、『玄天　第一巻　白虎』（カイリー・チャン著、バベルプレス、2012 年）、『世界障害報告書』（アラナ・オフィサー、アレクサンドラ・ポサラック編、明石書店、2013 年）、『大人の ADHD のアセスメントと治療プログラム——当事者の生活に即した心理教育的アプローチ』（スーザン・ヤング、ジェシカ・ブランハム著、明石書店、2015 年）『アスペルガー症候群の人の就労・職場定着ガイドブック——適切なニーズアセスメントによるコーチング』（バーバラ・ビソネット著、明石書店、2016 年）、『ヒトラーの娘たち——ホロコーストに加担したドイツ女性』（ウェンディ・ロワー著、明石書店、2016 年）など。『移住者と難民のメンタルヘルス——移動する人の文化精神医学』（ディネッシュ・ブグラ、スシャム・グプタ編、明石書店、2017 年）の翻訳に協力。

公益財団法人日本障害者リハビリテーション協会情報センターのウェブサイトに

て、発達障害のある娘との歩みを、当事者である娘自身のコメントと共に、母親が語る『発達障害のある大学生、ユニコと歩む日々』(https://www.dinf.ne.jp/doc/japanese/access/yuniko.html) として紹介。

**自閉症とその他の神経発達症の ESSENCE（エッセンス）**
併存症、評価、および介入について再考する

2024 年 7 月 31 日　初版第 1 刷発行

著　者　　クリストファー・ギルバーグ
監修者　　田　中　康　雄
　　　　　畠　中　雄　平
　　　　　北　添　紀　子
訳　者　　石　川　ミ　カ
発行者　　大　江　道　雅
発行所　　株式会社 明石書店
　　　　　〒 101-0021　東京都千代田区外神田 6-9-5
　　　　　電　話　03（5818）1171
　　　　　ＦＡＸ　03（5818）1174
　　　　　振　替　00100-7-24505
　　　　　https://www.akashi.co.jp

装　　丁　　明石書店デザイン室
印刷・製本　　モリモト印刷株式会社

（定価はカバーに表示してあります）　　　　ISBN978-4-7503-5790-4

〈価格は本体価格です〉

## 自閉症スペクトラム障害とセクシュアリティ
なぜぼくは性的問題で逮捕されたのか
トニー・アトウッド、イザベル・エノー、ニック・ドゥビン著　田宮聡訳 ◎2500円

## 自閉症スペクトラム障害のある人が才能をいかすための人間関係10のルール
テンプル・グランディン、ショーン・バロン著　門脇陽子訳 ◎2800円

## 発達障害がある子のための「暗黙のルール」
〈場面別〉マナーと決まりがわかる本
ブレンダ・スミス・マイルズほか著　萩原拓監修　西川美樹訳 ◎1400円

## 学校や家庭で教えるソーシャルスキル実践トレーニングバイブル
子どもの行動を変えるための指導プログラムガイド
ミッジ・オターマン、モウギーほか著　竹田契一監修　西岡有香訳 ◎2800円

## 自閉症スペクトラム"ありのまま"の生活
自分らしく楽しく生きるために
小道モコ、高岡健著 ◎1800円

## ドナ・ウィリアムズの自閉症の豊かな世界
ドナ・ウィリアムズ著　門脇陽子、森田由美訳 ◎2500円

## Q&A 家族のための自閉症ガイドブック
専門医による診断・特性理解・支援の相談室
服部陵子著 ◎2000円

## 自閉症スペクトラムの子どもと「通じる関係」をつくる関わり方
言葉に頼らないコミュニケーション力を育てる
牧真吉著 ◎1800円

## 自閉症スペクトラム症(ASD)社員だからうまくいく
才能をいかすためのマネージメントガイド
マーシャ・シャイナー、ジョーン・ボグデン著　梅永雄二訳 ◎2400円

## アスペルガー症候群の人の就労・職場定着ガイドブック
適切なニーズアセスメントによるコーチング
バーバラ・ビソネット著　梅永雄二監修　石川ミカ訳 ◎2200円

## アスペルガー症候群に特化した就労支援マニュアルESP IDD
能力を伸ばし最適の仕事を見つけるための職業ガイダンス
テンプル・グランディン、ケイト・ダフィー著　梅永雄二監修　柳沢圭子訳 ◎1800円

## アスペルガー症候群・高機能自閉症の人のハローワーク
職業カウンセリングからフォローアップまで
梅永雄二、井口修二著 ◎1600円

## 仕事がしたい！ 発達障害がある人の就労相談
障害特性を生かした就労支援
梅永雄二編著 ◎1800円

## アスペルガー症候群の人の仕事観
サラ・ヘンドリックス著　梅永雄二監訳　西川美樹訳 ◎1800円

## 医療・保健・福祉・心理専門職のためのアセスメント技術を高めるハンドブック[第3版]
ケースレポートとケース記録の方法からケース検討会議の技術まで
近藤直司著 ◎2000円

## 医療・保健・心理専門職のためのアセスメント技術を深めるハンドブック
精神力動的な視点を実践に活かすために
近藤直司著 ◎2000円

〈価格は本体価格です〉

## イラスト版 子どもの認知行動療法

■ B5判変型／並製　各巻1500円

世界的に注目を集める認知行動療法に基づき、親しみやすいイラストと文章でわかりやすく紹介。絵本のように楽しく読み進めながら、すぐに実行に移せる実践的技法が満載のシリーズです。保護者、教師、セラピスト、必読の書。

著：①〜⑥ ドーン・ヒューブナー
　　⑦〜⑨ ジャクリーン・B・トーナー、クレア・A・B・フリーランド
　　⑩ クリステン・ラベリー・シルビア・シュナイダー
絵：①〜⑦ ボニー・マシューズ
　　⑧〜⑩ ジャネット・マクドネル
訳：上田勢子

① だいじょうぶ 自分でできる 心配の追いはらい方ワークブック
② だいじょうぶ 自分でできる 怒りの消火法ワークブック
③ だいじょうぶ 自分でできる こだわり頭[強迫性障害]のほぐし方ワークブック
④ だいじょうぶ 自分でできる 後ろ向きな考えの飛びこえ方ワークブック
⑤ だいじょうぶ 自分でできる 眠れない夜とさよならする方法ワークブック
⑥ だいじょうぶ 自分でできる 悪いくせのカギのはずし方ワークブック
⑦ だいじょうぶ 自分でできる 嫉妬の操縦法ワークブック
⑧ だいじょうぶ 自分でできる 失敗の乗りこえ方ワークブック
⑨ だいじょうぶ 自分でできる はずかしい！[社交不安]から抜け出す方法ワークブック
⑩ だいじょうぶ 自分でできる 親と離れて飛び立つ方法ワークブック

## 自分でできるコグトレ
### 学校では教えてくれない困っている子どもを支えるトレーニングシリーズ

宮口幸治 編著

■ B5判変型／並製　各巻1800円

学校教育等で幅広く使われ始めているコグトレを、子どもが一人でも取り組めるように構成したワークブックシリーズです。小学生の姉弟の毎日に起こる出来事を通して、困ったことや不安なことを『解決する力』を身につけることができます。

① 学びの土台を作るためのワークブック
② 感情をうまくコントロールするためのワークブック
③ うまく問題を解決するためのワークブック
④ 正しく自分に気づくためのワークブック
⑤ 対人マナーを身につけるためのワークブック
⑥ 身体をうまく使えるためのワークブック

〈価格は本体価格です〉